Dr. Angela Fetzner

Gesund und ausgeglichen durch die Säure-Basen-Balance

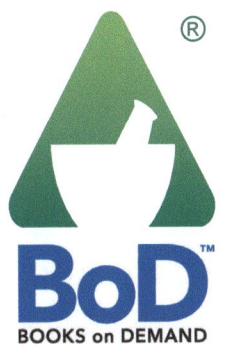

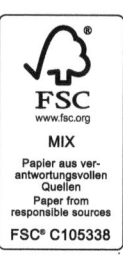

Bibliografische Information
der Deutschen Nationalbibliothek
Die Deutsche Nationalbibliothek verzeichnet
diese Publikation in der Deutschen National-
bibliografie; detaillierte bibliografische Daten
sind im Internet über http://dnb.dnb.de abrufbar.

Herstellung und Verlag: BoD
Books on Demand,
Norderstedt
Umschlaggestaltung:
ZERO Werbeagentur, München unter
Verwendung von Motiven von shutterstock.com
Buchsatz: Michael Raab
Cover-Foto: © Andrey Yurlov - shutterstock.com
ISBN 9783746092010

Inhaltsverzeichnis

Wir sind nicht krank und doch auch nicht gesund. Chronisch müde, immer wieder erkältet, schlapp und antriebslos. Wer würde schon ahnen, dass sich hinter diesen Symptomen eine schleichende Übersäuerung verbergen könnte? Ausgelöst durch falsche Ernährung und falsche Lebensweise. Anstatt diese ersten Warnzeichen ernst zu nehmen, führen wir unser Leben aber wie gewohnt weiter - wir hetzen von einem Termin zum nächsten, der alltägliche Stress frisst uns buchstäblich auf - und aus Frust und scheinbarem Zeitmangel stopfen wir Fast Food und Süßigkeiten weiter munter in uns rein. Dies führt unweigerlich zu einem fatalen Teufelskreis, an dessen Ende Volkskrankheiten wie Sodbrennen, Arthrose und Depressionen stehen. Wie man den Weg aus diesem Teufelskreis mithilfe einer gesunden Ernährung und Lebensweise durchbricht, zeigt Ihnen die seit vielen Jahren durch die tägliche Praxis mit diesem Problem konfrontierte Apothekerin Dr. Angela Fetzner auf. Bei Beherzigung der praktischen und einfachen Ratschläge in diesem Buch werden Sie in erstaunlicher Kürze Gesundheit, Ausgeglichenheit und Wohlbefinden wiedererlangen und auch beibehalten.

Prolog

Tagtäglich werden wir mit der Säure-Basen-Problematik konfrontiert, ohne uns dessen überhaupt bewusst zu sein. Wie oft hören wir etwa negativ assoziierte Ausdrücke wie *„Der ist aber sauer"*, *„versauern"*, oder aber *„Sauertopf"* für einen verdrießlichen und griesgrämigen Menschen. Und wie oft hören wir uns gar selbst *„ich bin stinksauer"*, *„das stößt mir sauer auf"* oder *„langsam werde ich sauer"* sagen, ohne uns über Hintergrund oder Bedeutung dieser Worte klar zu sein. Dabei ist uns intuitiv klar, dass beim *„Sauer-werden"* negative und gesundheitsschädliche Vorgänge im Körper ablaufen.

Umgekehrt hat die *„ausgelaugte"* Person zu wenig Basen und gleichzeitig zu viel Säure im Organismus, die körpereigenen Reserven sind erschöpft. Die moderne Lebensweise lässt uns *„sauer"* werden. Stress und Hektik bestimmen unseren Alltag, der Leistungsdruck im Beruf und Privatleben steigt permanent. Wie ein Hamster drehen wir im berüchtigten Laufrad. Auch die Hausfrau arbeitet ständig unter Hochdruck, nicht selten unter der Doppelbelastung von Beruf und Familie, geregelter Urlaub und Auszeiten sind für diese dagegen Fremdworte.

Und selbst in der Freizeit muss man heutzutage seinen vielfältigen Verpflichtungen nachkommen, das Vereinsleben und die Geselligkeit rufen, sodass Körper und Seele einfach nicht zur Ruhe kommen können.

Nun ist es prinzipiell ja auch schön, gefragt und scheinbar unersetzlich zu sein, das Leben auf der Überholspur fordert jedoch auf lange Sicht seinen Tribut. Wir werden müde und nervös, schlafen schlecht, sind schlecht gelaunt oder mit anderen Worten eben *„sauer"*. Anstatt diese ersten Krankheitszeichen ernst zu nehmen, doktern wir jedoch lediglich an den Symptomen herum: Schließlich gibt es für und gegen alles entsprechende Pillen und Arzneien. Sitzende Lebensweise und mangelnde Bewegung, insbesondere auch Mangel an Bewegung an der frischen Luft, tun ihr Übriges und leisten der Übersäuerung des Körpers weiteren Vorschub.

Eine ganz wesentliche Rolle bei der schleichenden Übersäuerung des Körpers spielt natürlich auch die Ernährung. Statt gesunder, natürlicher Lebensmittel konsumieren wir industriell vorgefertigte Nahrung, schnell und bequem muss es schließlich in unserer hektischen Zeit zugehen. Wer nimmt sich heutzutage noch die Zeit, sein Essen liebevoll und überlegt zuzubereiten und herzurichten?

Ungesunde Nahrung trägt aber weiterhin zum Übersäuerungsprozess unseres Körpers bei. So dreht sich das Rad weiter, unser stressbehaftetes Leben geht weiter und damit setzt sich der Teufelskreis fort, bis wir schließlich ernsthaft krank werden: Volkskrankheiten wie Arthrose, Rheuma oder seelische Krankheiten wie Depressionen sind die Folge. Dabei liegt das Gute so greifbar nahe, das Einfache ist so hilfreich. Unkomplizierte und unverfälschte Nahrung ist hier des Rätsels Lösung - sowie ein gesundes Stressmanagement und ein vernünftiges Maß an Bewegung.

Treten Sie der Übersäuerung hier und jetzt entgegen und leisten Sie so einen ganz wesentlichen Beitrag zur Erhaltung oder Wiederherstellung Ihrer Gesundheit. Ernähren Sie sich bewusst - Ihr Körper wird es Ihnen mit Gesundheit, Wohlbefinden und Ausgeglichenheit danken.

Verehrte Leserin und verehrter Leser, bleiben Sie mir gesund und bloß nicht *„sauer werden".*

Herzlichst Ihre Apothekerin Dr. Angela Fetzner

Der Säure-Basen-Haushalt in unserem Körper

Allgemeine Grundlagen des Säure-Basen-Haushalts

In diesem Kapitel sollen kurz die chemischen Vorgänge in unserem Körper, die der Regulierung des Säure-Basen-Haushalts dienen, dargestellt werden. Hierbei will ich Sie, liebe Leserin und lieber Leser, nicht mit komplizierten chemischen Detaildarstellungen langweilen, sondern nur kurz und knapp die wichtigsten Zusammenhänge des Säure-Basen-Gleichgewichts aufzeigen.

Unser Körper - eine Fabrik ohne Ruhezeiten

In unserem Körper herrscht immer reger Betrieb. Unser Organismus gleicht sozusagen einer Fabrik ohne Ruhezeiten, die Organe arbeiten ständig, selbst im Schlaf. Permanent laufen Auf- und Abbauvorgänge ab, welche der Erneuerung und Regeneration unserer Körperzellen dienen. Bei dieser Arbeit finden laufend chemische Prozesse statt, welche an ein bestimmtes Milieu gebunden sind.

Zu einem gesundem Milieu tragen mehrere Faktoren bei: Eine konstante Körpertemperatur von etwa 37 °C, die richtige Zusammensetzung der Extrazellulärflüssigkeit und ein ausgewogener Säure-Basen-Haushalt. Für einen konstanten Säure-Basen-Haushalt müssen saure und basische Stoffe im Gleichgewicht vorliegen. Dieses Gleichgewicht muss immer aufrecht gehalten werden, da es sonst zu einer für den Körper ungünstigen Stoffwechsellage kommen kann.

Was sind eigentlich Säuren und Basen?

Die heute meist gültige Definition einer Säure geht auf den dänischen Chemiker Johann Nicolaus Brönsted (1879-1947) zurück. Hiernach werden als Säuren diejenigen Stoffe bezeichnet, die in der Lage sind, in wässriger Lösung ein positiv geladenes Teilchen (ein sogenanntes Proton) abzugeben. Basen dagegen sind nach Brönstedt Stoffe, die in der Lage sind, Protonen aufzunehmen.

Säure-Basen-Haushalt und pH-Wert

Der Begriff Säure-Basen-Haushalt bezeichnet allgemein verschiedene physiologische Regelmechanismen in unserem Körper, welche konstante pH-Werte im Körper gewährleisten. Der Begriff pH-Wert ist hierbei aus dem Lateinischen hergeleitet (pH bedeutet lateinisch *„Potentia hydrogenii"* und bezeichnet die *„Stärke des Wassers"*) und ist ein Maß für die Stärke der sauren oder basischen Wirkung einer meist wässrigen Lösung.

Die pH-Skala reicht hierbei von pH 1 bis pH 14. Von pH 1 bis pH 6,9 befinden wir uns im sauren Bereich, der Bereich zwischen 7,1 und 14 ist basisch, und pH 7 ist der neutrale Punkt, an dem ein ausgeglichenes Verhältnis von Säuren und Basen herrscht.

Blut - ein ganz besonderer Saft

Insbesondere sind auch Stoffwechselvorgänge notwendig, die einen konstanten pH-Wert des Bluts von 7,4 (±0,05) aufrecht halten. Denn beim Blut macht der Körper keine Kompromisse, da es schon bei geringen Abweichungen des Blut-pH-Werts zu Störungen des gesamten Stoffwechsels und der Atmung kommen kann. Auch die verschiedenen Organe und Gewebe benötigen jeweils bestimmte pH-Werte, deren Grenzen aber nicht so eng sind wie beim Blut.

Puffer - Sinnvoller Schutz des Körpers vor Entgleisung

Damit nicht im negativen Fall, wenn Säuren oder saure Stoffwechselprodukte ins Blut gelangen, der pH-Wert dieses wertvollen Safts in den gefährlichen sauren Bereich absinkt, besitzt der Körper sogenannte Puffersysteme, die aktiv werden, sobald saure Substanzen ins Blut gelangen. Denn Störungen des Säure-Basen-Haushalts im Körper können zu einer lebensgefährlichen Übersäuerung (Acidose) oder zu einer nicht minder gefährlichen Untersäuerung (Alkalose) führen.

Bei Puffern handelt es sich um einen sinnvollen Schutz des Organismus vor Entgleisung.

Denn Puffer fangen entsprechende Störenfriede im menschlichen Körper ab, also ein Zuviel an Säuren oder Basen. Bei Puffersystemen handelt es sich also um ausgeklügelte Mechanismen, die dafür verantwortlich sind, Abweichungen und Irritationen im Körper auszugleichen. Durch die Neutralisation der Säuren wird dafür gesorgt, dass unser Blut-pH-Wert nicht aus den Fugen gerät. Im gesunden Körper befindet sich das Gleichgewicht stets im basischen Bereich.

An der Regulierung eines konstanten pH-Werts des Bluts sind vier verschiedene Puffersysteme beteiligt:

- Bicarbonatpuffer
- Hämoglobinpuffer
- Phosphatpuffer
- Proteinpuffer (im Plasma)

Ein Puffersystem besteht jeweils aus einer Säure, welche Wasserstoffionen freisetzen kann, und einer Base, welche umgekehrt Wasserstoffionen aufzunehmen vermag. So werden Ungleichgewichte im Säure-Basen-Haushalt unseres Körpers vermieden. Das wichtigste Puffersystem in unserem Körper bildet der Bicarbonatpuffer. Die Puffersysteme in unserem Organismus sind hierbei ständig auf Achse, um einer schleichenden Übersäuerung Herr zu werden. Sind die Pufferreserven aufgebraucht, fällt das ganze System wie ein Kartenhaus zusammen, eine ganze Lawine an Erkrankungen kann ausgelöst werden.

Bicarbonat-Puffer - Wichtigster Puffer im Blut

Das bedeutendste Teil-Puffersystem im Blut stellt mit über 50 % Gesamtpufferkapazität der Bicarbonatpuffer dar. Dieser ist von so immenser Bedeutung, weil er ein offenes System bildet, das heißt, über die Atmung kann ständig Kohlendioxid (chemische Formel CO_2) abgegeben werden. Die zugrunde liegende Reaktion nennt man auch Carboanhydrase-Reaktion, weil als katalysierendes Enzym die Carboanhydrase agiert. Die Carboanhydrase spielt eine wichtige Rolle bei der Regulierung des pH-Werts im menschlichen Körper. Im Blut reagiert Kohlendioxid (CO_2) als Endprodukt der Zellatmung mit Wasser unter Bildung von Kohlensäure und Wasserstoffionen.

Nichtcarbonat-Puffer

Die anderen Teil-Puffersysteme haben eine geringere Bedeutung und werden oft auch zu den sogenannten Nicht-Bicarbonat-Puffern zusammengefasst. Die Nicht-Bicarbonat-Puffer stellen geschlossene Systeme dar, da sich die Gesamtkonzentration der Puffersubstanzen nicht ohne Weiteres ändert. Jedes Organ bzw. jede Körperflüssigkeit besitzt sein eigenes pH-Optimum - bei diesem fühlt sich das jeweilige Organ am wohlsten und arbeitet am besten.

Die pH-Optima der einzelnen Flüssigkeiten liegen hierbei in ganz unterschiedlichen Bereichen und es ist tatsächlich ein kleines Wunderwerk unseres Körpers, diese verschiedenen pH-Bereiche zu gewährleisten und aufrecht zu erhalten.

pH-Optima der einzelnen Körperflüssigkeiten

- Blutplasma: 7,35-7,45
- Magensaft: 1,2-3,0
- Pankreassaft: 8
- Galle: 7,4-7,7
- Urin: 5-8
- Speichel: 6,8
- Gehirnflüssigkeit: 7,4
- Gelenkflüssigkeit: 7,4-7,8

Der Säure-Basen-Haushalt in unserem Körper ist kein starres System, sondern vielmehr ein in ständiger Bewegung befindliches dynamisches Fließgleichgewicht, das jedoch stets bestrebt ist, stabile pH-Verhältnisse aufrecht zu halten. So ändert sich zwar laufend die Menge von Säuren und Basen, die auf unseren Körper einwirken - der pH-Wert in unseren Organen und Geweben muss jedoch innerhalb enger Grenzen unbedingt konstant bleiben.

Organsysteme im Kampf gegen Säuren

Neben den Puffereigenschaften des Bluts und der Gewebe tragen auch die Organe des Körpers zur Regulierung des Säure-Basen-Gleichgewichts bei. Wichtige Organsysteme des Körpers sind vor allem Lunge und Nieren - aber auch die Haut, die Leber, Magen und Darm fangen überschüssige Säuren ab. Die Knochen wiederum liefern Phosphat zur Pufferung der Säuren. Das Bindegewebe schließlich dient als Speicher überschüssiger Säuren. So beherbergt unser Körper zahlreiche Schutzvorrichtungen, um konstante pH-Werte zu gewährleisten. Fällt ein Puffersystem einmal durch eine Erkrankung aus, können die anderen Puffersysteme einspringen und dessen Funktion übernehmen.

Ausscheidung von Säuren über die Nieren

Die Nieren spielen eine ganz wichtige Rolle bei der Regulierung des Säure-Basen-Haushalts in unserem Körper. Mittels mehrerer ausgetüftelter Mechanismen setzen sie sich erfolgreich gegen einen Säureüberschuss zur Wehr: So scheiden sie weniger Basen aus als im Normalfall und setzen diese zum Säureausgleich ein. Gleichzeitig tauschen sie angefallene Säuren in Form von Wasserstoff-Ionen vermehrt gegen Natrium- und Kalium-Ionen aus.

Außerdem können organische Säuren und saure Stickstoffverbindungen mit dem Harn ausgeschieden werden. So werden Abfallstoffe aus dem Blut gefiltert und im Urin verdünnt. Dies kann allerdings nur geschehen, wenn auch genügend Flüssigkeit getrunken wird, mit welcher die Säuren ausgeschieden werden können - denn mittels Wasser wird das Blutvolumen erhöht, wodurch die Nieren in erheblichem Maße bei ihrer schwierigen Arbeit unterstützt werden. Somit ist es also möglich, die Funktion der Nieren zu stimulieren und diese anzuregen, vermehrt Säuren auszuscheiden. Die Säuren werden alsdann in die Blase geleitet, in welcher sie zwischengelagert werden, ehe sie mit dem Urin aus dem Körper ausgeschieden werden.

Über die Lunge werden Säuren abgeatmet

Beim Einatmen nehmen wir mit jedem Atemzug Sauerstoff auf, beim Ausatmen geben wir ein Teil des Kohlendioxids ab. Sauerstoff wird hierbei über das Blut in die Lunge transportiert, Kohlendioxid nimmt dagegen die entgegengesetzte Richtung, also weg von der Lunge. Da Kohlendioxid eine Säure ist, ist es immens wichtig, dass wir uns beim Ausatmen von diesem gefährlichen Gas befreien.

Oft werden wir das schädliche Kohlendioxid aber nicht im ausreichenden Maß los, da wir meist zu flach atmen. Dazu tragen eine falsche Atemtechnik, Bewegungsmangel, Stress und innere Anspannung bei. Eine entscheidende Rolle spielen also körperliche Betätigung sowie die Reduzierung von Stress.

Beim Kampf gegen eine Übersäuerung des Körpers neigen Menschen mit Stoffwechselstörungen dazu, spontan stärker auszuatmen, als einzuatmen, denn dies ist intuitiv der richtige Weg, um vermehrt Säuren auszuscheiden. Die Lunge übernimmt hierbei die Oxidierung der Säuren und ihre Eliminierung über die Atmung.

Im Ruhezustand atmet der Mensch bei jedem Einatmen rund einen halben Liter Luft ein, ein Sportler atmet dagegen im Moment der größten körperlichen Anstrengung 10-12 mal mehr Luft ein. Je intensiver die körperliche Anstrengung, desto mehr Sauerstoff können wir einatmen. Bei unzureichender Sauerstoffversorgung besteht die Gefahr einer Übersäuerung des Körpers. Deshalb ist es sinnvoll, dass wir unsere Atmungsamplitude verbessern, indem wir körperliche Bewegung wie Gehen, Laufen, Radfahren, Gymnastik und Schwimmen - also sogenannte Ausdauersportarten - praktizieren. Ebenso kann man die Ausscheidung von Säuren durch Stimulierung des Lymphkreislaufs fördern.

Ausscheidung von Säuren über die Haut

Mit einer Fläche von bis zu 2 m² ist die Haut unser größtes Organ. Ein derart großes Organ hat natürlich viele wichtige Aufgaben zu erfüllen. So produzieren die in den unteren Hautschichten liegenden Schweißdrüsen sauren Schweiß, der sich wie ein schützender Mantel auf unsere Haut legt. Wenn der Körper jedoch übersäuert ist, legen die Schweißdrüsen eine Extraschicht ein und produzieren mehr Schweiß.

Durch vermehrtes Schwitzen werden also mehr Säuren nach außen abgegeben. Deshalb ist Schwitzen - ob beim Sport oder auch in der Sauna - auch so gesund, und gut geeignet, den Säure-Basen-Haushalt des Körpers wieder ins Lot zu bringen. Die Hautdrüsen wirken wie ein Filter für Säuren und Giftstoffe, die dann durch den Schweiß aus dem Organismus geleitet werden. Hierzu muss die Blutzirkulation in der Haut effizient arbeiten.

Nun gibt es verschiedene Möglichkeiten, gesundes Schwitzen auszulösen oder zu verstärken. Körperliche Betätigung und die damit verbundenen Muskelkontraktionen stimulieren die Blutzirkulation. In nur einer Stunde körperlicher Aktivität kann ein halber Liter Schweiß abgesondert werden. Auch die Hitzezufuhr in der Sauna fördert gesundes Schwitzen und somit die Eliminierung von Säuren durch eine Erweiterung der Gefäße infolge von Wärme. Unter normalen Bedingungen verlieren wir zwischen 1 und 1,5 Liter Schweiß pro Tag. Aufgrund der schnellen Verdunstung erfolgt dies jedoch fast unbemerkt. Bei Personen, die den Tag überwiegend im Sitzen verbringen, kann sich die Schweißentwicklung auf einen halben Liter pro Tag beschränken, sodass nur sehr wenig Säure über die Haut ausgeschieden wird.

Außer körperlicher Bewegung und Saunabesuchen ermöglichen auch Überwärmungsbäder oder allgemein heiße Bäder eine stärkere Elimination der Säuren durch die Haut.

Die Leber spaltet Säuren

Auch die Leber ist ein ganz bedeutendes Organ unseres Körpers, nicht zu Unrecht wird sie zuweilen als Kraftwerk des Körpers bezeichnet - denn die Leber ist ein richtiger Workaholic - unzählige Prozesse des Stoffwechsels finden in diesem wichtigen Organ statt. Unter anderem fungiert die Leber als unverzichtbares Entgiftungsorgan, deshalb ist es auch wichtig, dass wir sie nicht durch zu viel Alkohol, Medikamente und Chemikalien nachhaltig schädigen.

Ausscheidung von Säuren über den Darm

Der Darm spielt bei der Ausscheidung von Säuren eine ganz wesentliche Rolle. Hierbei wird saurer Darminhalt durch die vermehrte Ausschüttung von Bauchspeicheldrüsensekret, das sehr basisch ist, neutralisiert und ausgeschieden. Daher ist die Erhaltung einer gesunden Darmfunktion sehr wichtig. Eine intakte Darmfunktion hängt von vielen Faktoren ab, wie z. B. von einer ausgewogenen Nahrungszusammensetzung, gesunder Durchblutung, der richtigen Aufnahme von Nahrungsbestandteilen durch die Darmzotten, der Verweildauer des Speisebreis im Darm, der Darmperistaltik und einer intakten Darmflora.

Bindegewebe: Säuren kommen ins Lager

Der Prozess der Abpufferung und Ausscheidung von Säuren geht nur langsam voran. Daher gibt es für unerwünschte Säuren Zwischenlager, wenn das Puffersystem an seine Grenzen stößt und die Ausscheidungskapazität insbesondere der Nieren erschöpft ist. Das wichtigste Zwischenlager für Säuren ist das Bindegewebe mit einer enormen Bindungskapazität für Säuren, wodurch diese unmittelbar aus dem Verkehr gezogen werden. Man kann das Bindegewebe mit einer Art Schwamm vergleichen, der Säuren wie Wasser aufsaugt. Bleiben diese aber zu lange und zu zahlreich in diesem Zwischenlager, so richten sie dort massiven Schaden an, es kommt zu Elastizitätsverlust, Strukturschwäche und Verlust der Durchlässigkeit für die Zwischenzellflüssigkeit. Da diese Flüssigkeit aber alle Körperzellen mit Nahrung versorgt und den Stoffwechselabfall, die so genannten Schlacken, von den Zellen fortspült, kommt es bei einer Bindegewebsübersäuerung zu Ver- und Entsorgungsproblemen für alle Körperzellen und damit auch für die Organe.

Einsatz der Knochen: Freisetzung von basischen Stoffen

Auch unsere Knochen verweigern ihre Hilfe nicht im Kampf gegen die Säuren und setzen basische Stoffe (z. B. Calciumcarbonat und Calciumphosphat) aus den Knochen frei, um aggressive Säuren zu neutralisieren. Dass diese Entmineralisierung der Knochen diesen auf Dauer jedoch schadet und das gesamte Knochengerüst geschwächt wird, ist ohne Weiteres nachvollziehbar. Denn werden unsere Knochen und unsere Zähne über einen längeren Zeitraum entmineralisiert, so kann dies zu Osteoporose, Karies und Zahnausfall führen.

Zusammenfassend können wir nochmals festhalten, dass der Körper drei Hauptsysteme zur Abwehr von Säuren besitzt:

- Die Puffersysteme
- Regulierung der CO_2-Konzentration (Kohlendioxidkonzentration) über die Lunge.
- Die Nieren scheiden überschüssige Säuren mit dem Urin aus und regenerieren die Bicarbonate.

Wie erkennt man eine Übersäuerung des Organismus?

pH-Wert-Messung im Urin

Zur Bestimmung der Säurebelastung im Körper wird der pH-Wert des Urins herangezogen - da unser Organismus, wie wir gelernt haben, eine Verschiebung des Blut-pH-Werts nur innerhalb ganz geringer Grenzen toleriert. Die pH-Messung im Urin lässt sich ganz problemlos zu Hause durchführen. Aufgrund von Entsäuerungs- und Reinigungsmaßnahmen, denen unser Körper in der Nacht unterzogen wird, ist der Morgenurin am sauersten, während er im Laufe des Tages ganz charakteristischen Schwankungen unterliegt. Um reproduzierbare Ergebnisse zu erhalten, sollte man eine Woche lang am besten sieben Mal täglich die pH-Werte aus dem sogenannten Mittelstrahlurin ermitteln. Aus allen Werten wird der durchschnittliche Wert ermittelt. Eine einmalige Messung ist schlichtweg unbrauchbar, da diese nur eine Momentaufnahme darstellt.

Die sieben Messungen sollten zu folgenden Tageszeiten stattfinden

- Vor dem Frühstück (ca. 7 Uhr)
- Etwa 3 Stunden nach dem Frühstück (ca. 10 Uhr)
- Vor dem Mittagessen (ca. 12 Uhr)
- Etwa 3 Stunden nach dem Mittagessen (ca. 15 Uhr)
- Vor dem Abendessen (ca. 18 Uhr)
- Etwa 3 Stunden nach dem Abendessen (ca. 21 Uhr)
- Vor dem Schlafengehen (ca. 23 Uhr)

Durchführung der pH-Messung

Der pH-Wert lässt sich kinderleicht mittels sogenannter Indikatorstäbchen oder mit pH-Papier, das man in jeder Apotheke kaufen kann, bestimmen. Lassen Sie sich hierzu in Ihrer Apotheke beraten. Man sollte darauf achten, dass das pH-Papier den Bereich von mindestens pH 4,5 bis 8,4 abdeckt und auf 0,2 Punkte genau anzeigt, um exakte Ergebnisse zu erhalten. Das Indikatorpapier kann man entweder in den Mittelstrahlurin halten oder den Urin in ein Gefäß füllen und den Streifen eintauchen - es ist jeweils darauf zu achten, dass das Papier ganz durchfeuchtet wird. Das Ergebnis ist nach maximal 20 Sekunden abzulesen. Der pH-Wert des Urins ändert sich blitzschnell und reagiert sofort auf die Nahrung des Vortages. Deshalb ist es auch so wichtig, dass Sie bei der Messung Ihre üblichen Ernährungsgewohnheiten beibehalten. Da bestimmte Medikamente, etwa Acetylsalicylsäure (z. B. in Aspirin enthalten), säuernd wirken, sollten Sie während der pH-Messungen möglichst auf die Einnahme solcher säurebildender Medikamente verzichten.

Bewertung des pH-Profils

Der Morgenurin ist relativ sauer, da Ihr Körper während der Nacht entgiftet. Mittags sollte in Ihrem Körper ein relativ ausgeglichener pH-Wert von sieben herrschen, während Sie abends wahrscheinlich einen recht basischen Wert ermitteln. Daher sollten Sie den pH-Wert des Urins zu verschiedenen Tageszeiten messen, und aus allen Messungen den Mittelwert bilden, um ein aussagekräftiges Ergebnis zu erhalten.

Eine Woche lang sollten Sie so verfahren und aus allen Werten den Mittelwert ermitteln. Liegt der pH-Wert im Schnitt um pH 7 und drüber, ist Ihr Säure-Basen-Haushalt wahrscheinlich in Ordnung. Liegt der pH-Wert größtenteils unter 6,5, spricht dies für eine zu hohe Säurebelastung. Handeln ist angesagt.

Säure-Basen-Messung nach Jörgensen

Da der pH-Wert des Bluts oft noch lange konstant bleibt, wenn der Körper schon hoffnungslos übersäuert ist, kann eine aufwendige und komplizierte Titrationsmessung im Blut und Blutplasma Auskunft darüber geben, wie die Säure-Basen-Bindungskapazität im Blut ist. Diese Methode wird als Säure-Basen-Messung nach Jörgensen bezeichnet. Hierbei wird dem frisch abgezapften Blut und Plasma tropfenweise Salzsäure zugesetzt, der pH-Wert wird fortlaufend gemessen. Je rascher der pH-Abfall, desto kleiner ist die Pufferkapazität.

Spucke-Test

Eine weitere Möglichkeit, eine Säurebelastung des Körpers festzustellen, ist der sogenannte Speichel-Test, auch Spucke-Test genannt. Der pH-Wert des Speichels ist ein Spiegelbild des pH-Werts im extrazellulären Bereich, weshalb der Spucke-Test aussagekräftige Werte liefert. Der pH-Wert des Speichels sollte zwischen 6,4 und 7 liegen. Der Test wird durchgeführt, nachdem man mindestens zwei Stunden nichts gegessen hat.

Haut-Test

Erste Hinweise bezüglich Ihres Säure-Basen-Haushalts liefert auch ein einfacher Hauttest. Ziehen Sie hierzu die Haut Ihres Handrückens in einer Falte in die Höhe und beobachten Sie, was sich nach Loslassen dieser Falte tut. Verschwindet die Falte sofort wieder, ist alles in Butter. Ist sie aber nach Sekunden noch sichtbar, so kann möglicherweise eine Übersäuerung vorliegen.

Ursachen für eine Übersäuerung des Körpers

Ernährung: Zu viel und zu sauer

Ernährung heute - Mangel im Überfluss

Eigentlich ernähre ich mich doch ganz gesund, werden Sie vielleicht sagen, verehrte Leserin und verehrter Leser. Wenn Sie Ihre Ernährungsgewohnheiten aber tatsächlich einmal genauer überdenken, werden Sie vielleicht eines Besseren belehrt: Morgens das Tässchen Kaffee zum Munterwerden, hier ein kleiner Schokoriegel zwischendurch, dort ein Stückchen Kuchen am Nachmittag beim Kaffeeklatsch bei der Tante, eine Zigarette gegen den Stress bei der Arbeit, und abends noch das Bier vor dem Schlafengehen.

Und gegen die paar Erdnüsse auf der Couch vor dem Fernseher dürfte auch nichts einzuwenden sein. Das Mittagessen ist zwar ein Fertiggericht, aber immerhin verspricht die Verpackung einen kalorienreduzierten Genuss. Und dem zuckerhaltigen Getränk sind auch Vitamine zugesetzt.

Nahrung ist in einem nicht mehr überschaubaren Überangebot verfügbar und wird in nie erreichtem Übermaß konsumiert.

Während früher die Nahrung karg war und Fleisch allenfalls als Sonntagsbraten auf dem Tisch landete, und Schokolade und Kuchen Festtagen vorbehalten blieben, gelten heute gerade auch säurebildende Nahrungsmittel wie Fleisch und Süßwaren nicht mehr als Besonderheit, sondern müssen als täglicher Gaumenkitzel dienen. Bei all dem Überfluss herrscht aber ein eklatanter Mangel, nämlich ein Mangel an Basen, Vitaminen und Mineralstoffen. Nahrungsmittel müssen billig und in Masse vorhanden sein. Dass dabei die Qualität leidet, darf nicht wundernehmen. So ist das Hauptproblem neben dem Übermaß die mangelnde Güte der Nahrungsmittel.

Wer gesunde, unbehandelte Nahrung kaufen will, muss oft schon den versteckten Bioladen um die Ecke aufsuchen, während die glänzenden Äpfel im Supermarkt zwar eine Augenweide darstellen, aber derart mit Pestiziden behandelt sind, dass sie fast schon mit einem Totenkopfsymbol versehen sein müssten. Vitamine und Mineralstoffe sind dagegen in diesem Designerobst kaum zu finden. Denn die Auslaugung der Böden führt zu einem Mangel der Nahrung an Mineralstoffen, gleichzeitig steigt die Schwermetallbelastung der Umwelt und damit auch die unserer Nahrungsmittel. Und wenn Sie auswärts im Restaurant speisen, sieht die Situation nicht anders aus: Schweinebraten und Rinderfilet stehen auf der Speisekarte, und hinter dem Tresen lockt die Kuchentheke - falls Sie aber nach basischen Speisen fragen sollten, wird man Sie wie einen Alien anschauen und erst gar nicht verstehen, was Sie meinen.

Ernährung damals - Unsere Vorfahren machten es richtig

Unsere Erbanlagen - die sich ja über Millionen von Jahren entwickelt haben - sind auf eine basenreiche Ernährung angelegt, was der frühzeitlichen, basenüberschüssigen Ernährungsform gerecht wurde. Schon im Schöpfungsbericht der Bibel (Genesis 1, 29-31) sind die *„Samen und Früchte"* als Nahrungsquelle und als Privileg dem Menschen zugedacht. In mancherlei Hinsicht gleichen wir den Steinzeitvorfahren noch viel mehr als wir gemeinhin denken: Unser Körper ist immer noch weitgehend auf pflanzliche, karge Nahrung eingestellt, die auf langen Wanderungen gesammelt oder gepflückt werden musste.

Fleisch bedeutete für den Steinzeitmenschen dagegen eher die Ausnahme, da die Tiere mühsam bei der Jagd erbeutet und zerlegt werden mussten. Unsere steinzeitlichen Vorfahren besaßen auch weder neuzeitliche Erfindungen wie Süßigkeiten und Kuchen, noch Weißmehl und Nudeln. Stattdessen ernährten sie sich vorrangig von Pflanzen, Samen, Nüssen, Pilzen, Früchten, Wurzeln und anderen Pflanzenteilen. In schlechten Zeiten, in denen es wenig oder gar nichts zu essen gab, musste der Körper von seinen Fettdepots zehren - weshalb es auch sinnvoll war, Fettspeicher anzulegen.

Auf diese Art der Ernährung sind unsere Erbanlagen und die Abläufe in unserem Körper teilweise immer noch angelegt. Die basenbildende pflanzliche Nahrung wie Früchte und Samen wurde jedoch im Laufe der Zeit durch säurebildende, nährstoffarme und kalorienreiche Lebensmittel ersetzt - ohne dass unsere genetischer Code sich im Laufe der Zeit schon an diese Ernährungsform angepasst hätte.

Säurebildende Lebensmittel

Nun sollen Ross und Reiter aber konkret genannt werden und Ihnen die Auflistung aller säurebildenden Lebensmittel nicht vorenthalten werden. Ausschlaggebend dafür, ob ein Lebensmittel sauer oder basisch wirkt, ist übrigens nicht immer der Geschmack - sondern, ob das Endprodukt nach der Verarbeitung durch den Stoffwechsel sauer oder basisch reagiert.

Säurebildende Nahrungsmittel enthalten oftmals ursprünglich per se keine Säure, produzieren aber als Stoffwechselprodukte Säuren oder saure Substanzen. Und das ist die Crux bei der Sache: Diese Art der säurebildenden Nahrungsmittel schmeckt nicht sauer, die Lebensmittel scheinen vielmehr neutral oder gar basisch zu sein. Wer denkt beim Verzehr von Pralinen oder Schokolade schon an die im Körper entstehenden Säuren? Allenfalls ist man sich der kalorischen Belastung durch die süßen Sünden bewusst. Und so ist man bereits unwissend in die Säure-Falle getappt.

Tierische Eiweiße wie Fleisch, Wurst, Fisch, Eier wirken säurebildend

Hauptproblem beim tierischen Eiweiß ist neben der Säurebelastung auch das tägliche Zuviel an Eiweiß in Fleisch und Wurst. Während ein erwachsener Mensch täglich 30 bis 60 g Eiweiß (enthalten in einer Portion Fisch oder Fleisch) benötigt, beträgt die tatsächliche Eiweißzufuhr in den westlichen Industrieländern 80 bis 150 g pro Person und Tag. Diese Zahlen bedürfen keiner weiteren Erklärung, ein Großteil der Menschen überschreitet die empfohlene Eiweißmenge bei weitem, nicht wenige leiden sogar unter einer sogenannten *„Eiweißmast"*. Für viele Menschen ist eine Mahlzeit ohne Fleisch unvollkommen, für Beilagen wie Salat und Gemüse ist eher eine Nebenrolle vorgesehen.

Abgesehen von ethischen Betrachtungen, mit denen wir durch die heutige Massentierhaltung konfrontiert werden, sowie von Medikamentenrückständen im Fleisch - welche jeder Hausapotheke Paroli bieten könnten - ist die unausweichliche Folge des übermäßigen Fleischverzehrs die gnadenlose Übersäuerung unseres Körpers.

Denn Eiweiß aus tierischem Protein wird in Salze der Schwefel- und Phosphorsäure umgewandelt. Schwefel- und Phosphorsäuren sind wiederum starke Säuren, und werden zudem auch sauer verstoffwechselt. Weiterhin entsteht beim Abbau von Eiweiß Harnsäure, die als Vorreiter bei der Entstehung der Gicht allgemein bekannt ist.

Die säurebildende Wirkung variiert bei den einzelnen Fleischsorten übrigens nur geringfügig. Gegen den Genuss von Fleisch in Maßen ist natürlich nichts einzuwenden - nach Möglichkeit sollte man aber Fleisch aus artgerechter und biologischer Landwirtschaft bevorzugen und den Verzehr von Fleisch und Wurst stark einschränken.

Milchprodukte wie Käse, Quark, Joghurt, Sahne wirken leicht säuernd

Milch und Milchprodukte wie Käse und Joghurt werden im Körper zu leicht sauren Endprodukten umgewandelt, was aber durch deren hohen Mineralstoffgehalt teilweise ausgeglichen wird. Nur Rohmilch selbst wirkt leicht basisch - allerdings ist die im Handel erhältliche Milch fast durchweg pasteurisiert. Pasteurisierte Milch ist aber chemisch verändert und wirkt als Endprodukt säuernd. Rohmilch dagegen ist fast nur noch beim Bauern zu beziehen, jedoch ist hier eine eventuelle Keimbelastung zu berücksichtigen. Alle Käsesorten wirken ebenfalls säuernd, wobei es Unterschiede zwischen den einzelnen Sorten gibt: So wirkt beispielsweise Parmesan stärker säuernd als zum Beispiel Frischkäse; und einzig Käse aus Rohmilch wirkt leicht basenbildend. Zu beachten ist weiterhin, dass stark molkehaltige Milchprodukte wie Quark und Joghurt von stark übersäuerten Menschen oft nicht vertragen werden.

Getreide (Hafer, Weizen, Gerste): Gesund, aber säurebildend

Bei der Verdauung der oben genannten Getreidearten wird im Körper Säure gebildet - und dies passiert unabhängig davon, ob wir das Getreide in Form von ganzen Körnern, Flocken, Mehl oder verarbeitet in Form von Teigwaren oder Gebäck zu uns nehmen. Zwischen Vollkorngetreide und raffiniertem Getreide (z. B. geschältem Reis, Weißbrot usw.) gibt es übrigens keinen Unterschied in Bezug auf die Säureproduktion. Trotzdem sind Vollkornprodukte natürlich vorzuziehen, da deren Mineralstoff- und Vitamingehalt viel höher ist. Das volle Korn verfügt zudem über genügend Ballaststoffe, welche die Verdauung anregen und zu einer längeren Sättigung führen. Auch führen die im Vollkorn enthaltenen Mineralstoffe dem Körper wiederum Basen zu, so dass die Säurebelastung zum Teil wieder ausgeglichen werden kann. Als Faustregel gilt, dass ein Getreidekorn einen umso geringeren Anteil an säurebildendem Eiweiß enthält, und umso mineralstoffreicher ist, je kleiner das Getreidekorn ist. Große Getreidekörner wie Weizen, Roggen, Hafer und Reis sind z. B. viel säurebildender als etwa die kleinen Körner Amaranth oder Quinoa.

Hülsenfrüchte enthalten Purine

Alle Hülsenfrüchte enthalten Purine, welche den Säure-Basen-Haushalt negativ beeinflussen. Zu den Hülsenfrüchten gehören bekanntermaßen Linsen, Erbsen, Bohnen und Kichererbsen.

Zucker, zuckerhaltige Backwaren wie Kuchen und Torten, weiter Schokolade und Eis: Nicht nur Kalorienbomben, sondern auch säurebildend

Zucker selbst sowie alle zuckerhaltigen Produkte wirken stark säurebildend, da durch die Gärung von Zucker Säuren entstehen. Einzig unraffinierte Zuckerarten wie beispielsweise brauner Vollrohrzucker und Ahornsirup kann man den neutralen Lebensmitteln zuordnen, weshalb diese den raffinierten Zuckern vorzuziehen sind. Die schädliche Wirkung des Zuckers beruht natürlich nicht nur auf seiner säurebildenden Wirkung: Zucker raubt dem Körper auch Mineralstoffe wie Calcium und Vitamine wie B 1. Zucker schwächt weiterhin das Immunsystem und kann Stoffwechselkrankheiten wie Diabetes mellitus Typ 2 auslösen. Und um die schädigende Wirkung des Zuckers auf den Zahnschmelz weiß bereits jedes Kind.

Fette und Öle: Je raffinierter, desto gefährlicher

Besonders gehärtete oder raffinierte Fette und Öle sowie tierische Fette wie Schmalz wirken stark säurebildend. Diese Fette sind also nicht nur wegen ihrer hohen Kalorienzahl und ihrer bedenklichen Wirkung auf die Gesundheit (raffinierte Fette spielen eine Rolle bei der Entstehung bestimmter Krebsarten), sondern auch wegen der Säurebildung stark einzuschränken.

Kalt gepresste, schonend hergestellte pflanzliche Öle wirken im Stoffwechsel dagegen neutral und gehören wegen ihrer wertvollen ungesättigten Fettsäuren zu jeder gesunden Ernährung.

Zusätze in Nahrungsmitteln wie Konservierungsstoffe, Farbstoffe, Geschmacksverstärker wie Glutamat oder Süßstoffe wie Aspartam

Oft versteckte, aber nicht minder gefährliche Säurebildner.

Vorgefertigte Nahrung und Fertigprodukte

Der moderne Mensch greift aus scheinbarem Zeitmangel immer mehr zu vorgefertigter Nahrung und Fertigprodukten. Die lecker aussehende Fertignahrung aus Tiefkühltruhen und Regalen ist zwar oft eine Augenweide, hat aber, was den Nährstoffgehalt betrifft, nicht viel zu bieten: Solche Nahrungsmittel werden durch chemische, mechanische oder thermische Verarbeitung stark in ihrer ursprünglichen Zusammensetzung verändert. Immer mehr entfernt sich das verarbeitete Produkt von seinem Ursprung, und in den seltensten Fällen wird es durch die Verarbeitung wertvoller: So werden durch Erhitzen beispielsweise Vitamine, Mineralstoffe oder Ballaststoffe entzogen, was zu einer Mangelversorgung führen kann.

Getränke: Zu wenig und zu sauer

Flüssigkeitsmangel

Ein Großteil der Menschen trinkt zu wenig, und zwar gerade Wasser. Die empfohlene Trinkmenge von täglich zwei Litern wird oft massiv unterschritten. Während es beim Essen ruhig ein wenig mehr sein darf, geizen wir bei der Aufnahme von Flüssigkeit. Wirklicher Durst ist aber erst ein spätes Warnsignal des Körpers, der Flüssigkeitsmangel beginnt schon lange vorher. Aber gerade eine ausreichende Flüssigkeitsmenge ist nötig, damit die Nieren effektiv arbeiten und saure Stoffwechselprodukte mit dem Urin ausgeschieden werden können. Um der Übersäuerung wirksam begegnen zu können, sollten Getränke wie stilles Mineralwasser, mit Wasser verdünnte Fruchtsäfte oder Kräutertee ohne Zucker getrunken werden. Am sinnvollsten ist daher, sich entsprechende Getränke immer in Reichweite zu stellen und die erforderliche Menge Flüssigkeit abzumessen, sodass gewährleistet wird, dass man wirklich die erforderliche Flüssigkeitsmenge zu sich nimmt.

Fehler bei der Wahl der Getränke

Neben dem zu Wenig an Getränken ist die falsche Auswahl der Getränke ein weiteres Problem. So trinken wir oft stark gesüßte oder kohlensäurehaltige Getränke, was eine zusätzliche Säurebelastung darstellt. Auch phosphathaltige Getränke wie beispielsweise Cola erfreuen sich großer Beliebtheit - diese lassen im Körper aber Säuren entstehen.

Genussmittel

Kaffee

Kaffee ist, was das Säuregeschehen in unserem Körper betrifft, in zweierlei Hinsicht schädlich: Zum einen wirken die Röststoffe im Kaffee stark säuernd, zum anderen erhöht das Coffein die Durchblutung des Nierenmarkes, wodurch eine entwässernde Wirkung zustande kommt. Und so sind wir wieder beim oben genannten Flüssigkeitsmangel angelangt, der einer zusätzlichen Übersäuerung den Weg bereitet. Wer auf den Genuss von Kaffee nicht verzichten will, sollte also zusätzlich zum Kaffee nochmals die gleiche Menge Wasser trinken. In die gleiche Kategorie wie Kaffee ist natürlich auch schwarzer Tee einzuordnen, der zudem noch reichlich Gerbsäure enthält.

Nikotin

Nikotin ist bekanntermaßen sehr schädlich für unsere Gesundheit, es fördert die Entstehung von verschiedenen Krebsarten wie Lungen- und Bronchialkrebs. Weniger bekannt, aber in diesem Zusammenhang nicht weniger wichtig, ist die Wirkung von Nikotin auf den Säure-Basen-Haushalt. So fördert Nikotin die Gastrinbildung - Gastrin wiederum ist ein Hormon, welches die Magensäuresekretion anregt, weshalb Raucher auch so häufig an Magengeschwüren erkranken. Zusätzlich wirkt Nikotin an der Niere ähnlich wie Kaffee: Es entzieht dem Körper Flüssigkeit. Außerdem schädigt Nikotin massiv die Lunge und führt zu einer Abnahme der Lungenfunktion. Dadurch wird das Ausatmen von saurem Kohlendioxid eingeschränkt, was wiederum die Entstehung einer Übersäuerung fördert.

Alkohol

Ein ganz besonderes Problem stellt Alkohol dar. Alkoholische Getränke zählen zum einen zu starken Säurebildnern, und zwar durch die Verstoffwechselung von Alkohol zu Säuren in der Leber. Zum anderen entzieht Alkohol dem Körper auch Wasser, außerdem werden bei der Ausscheidung von Alkohol über die Nieren vermehrt basische Mineralsalze wie Magnesium, Kalium und Calcium ausgeschwemmt. Diese Mineralsalze, welche ein Zuviel an Säuren in einem gewissen Maße abpuffern können, fehlen dann dem Körper. Auf weitere schädliche Einflüsse des Alkohols, beispielsweise auf die Leber, soll hier erst gar nicht eingegangen werden.

 38

Die Todsünden der Ernährung

Todsünden im Zusammenhang mit der Ernährung - das hört sich zugegebenermaßen dramatisch an. Aber diese Kardinalfehler können gar nicht genug verinnerlicht und repetiert werden - um sich dann endlich dauerhaft von diesen Lastern befreien zu können.

Die Todsünden sind

- Wir essen und trinken zu viel vom Falschen und zu wenig vom Guten.
- Wir essen zu oft, zu viel und zu hastig.
- Wir essen zu spät und zu viel Eiweiß.
- Wir legen keine Fastenpausen ein.

Zu wenig Bewegung

Auch Mangel an Bewegung wirkt sich negativ auf den Säure-Basen-Haushalt aus. Anstatt wie früher große Strecken zu Fuß zurückzulegen, benutzen wir heutzutage selbst für kleinste Strecken das Auto oder den Bus. Bei der Arbeit verbringen wir viel Zeit sitzend am Computer und abends machen wir es uns vor dem Fernseher auf der Couch gemütlich - durch die moderne Lebensweise haben wir das Laufen regelrecht verlernt. Aber gerade auch leichte Bewegung wie Laufen fördert den Stoffwechsel, wodurch Fettsäuren und andere Säuren verbrannt werden. Außerdem fördert Bewegungsmangel natürlich eine Gewichtszunahme, was wiederum eine Übersäuerung zur Folge hat. Der Teufelskreis beginnt von Neuem.

Zu viel Bewegung

Dem allgemeinen Bewegungsmangel steht auf der anderen Seite ein Zuviel an körperlicher Beanspruchung gegenüber. Sind wir erst mal in die Gänge gekommen, neigen wir häufig zu Übertreibung und meinen, von Null auf Hundert kommen zu müssen und gleich fit für den nächsten Marathon werden zu müssen. Anstatt uns maßvoll zu bewegen, schinden wir unseren Körper und wollen diesen zu Höchstleistungen ankurbeln. Eine zu hohe körperliche Beanspruchung lässt unseren Körper jedoch einen Überschuss an Milchsäure sowie an anderen schädlichen Säuren produzieren.

Falsche Lebensweise

Stress

Stress ist einer der wichtigsten Faktoren für eine Übersäuerung unseres Körpers. Versuche, welche die Auswirkungen von Stress auf den Säure-Basen-Haushalt erforschten, erbrachten diesbezüglich eindeutige Ergebnisse: Standen die Probanden unter permanentem Stress, sank der pH-Wert im Körper rapide ab - und das selbst bei noch so basischer Ernährung. Sowohl körperlicher als auch psychischer Stress lösen im Körper biologisch und hormonell gesteuerte Reaktionen aus, welche Übersäuerung hervorrufen.

Zeitmangel ist fast schon *„in"* - wir tragen sozusagen ständig ein Schild **„ich habe keine Zeit"** vor uns her, wodurch wir signalisieren wollen, wie wichtig wir sind. Man hat keine Zeit, alles muss im Rekordtempo erledigt werden, wir hetzen von einer Verpflichtung zur nächsten. Ruhe und Entspannung bleiben dabei freilich auf der Strecke. Ja, ich habe Stress, werden Sie vielleicht sagen, aber ich brauche den Stress, muss ständig unter Strom stehen.

Ihr Körper kann aber nicht unterscheiden, ob Sie unter Stress leiden oder diesen lieben – Denn sauer wird Ihr Körper sowohl unter dem Einfluss von negativem Stress (auch Disstress genannt), als auch unter dem Einfluss von gutem Stress (sogenanntem Eustress). Man erklärt dies damit, dass bei einem Zuviel an Stress die körpereigenen Hormone Adrenalin, Noradrenalin und Cortison freigesetzt werden, welche im Körper wiederum zu gefährlichen Säuren verstoffwechselt werden. Dies ist zunächst ein sinnvoller Warnvorgang, da dadurch Alarmsignale im Körper geweckt werden, die in Urzeiten dem Menschen die Flucht erleichterten. Da wir in der heutigen Zeit aber auf solche Alarmsignale nicht mehr angewiesen sind, bzw. gar keine Fluchtmöglichkeiten mehr vorhanden sind, schlagen solche Reaktionen ins Gegenteil um.

Organe wie Darm, Lunge und Haut können unter dem Einfluss von Stress nicht mehr richtig arbeiten - der gestresste Körper signalisiert alsdann diesen Organen, dass die volle Konzentration auf die Bewältigung des Stresses gerichtet werden muss. Infolgedessen können die Organe ihren Aufgaben bei der Entsorgung von Säuren nicht mehr gerecht werden.

Stress führt weiter dazu, dass wir zu flach atmen, wodurch die ungeliebten Säuren nicht ausreichend abgeatmet werden können.

Teufelsspirale Übersäuerung

Permanenter Stress lässt uns sauer werden. Übersäuerung wiederum führt zu Beeinträchtigungen aller lebenswichtiger Organe wie Lunge, Herz und Darm. Dies bereitet uns wiederum Sorgen und emotionalen Stress, was erneut zum Anstieg der Übersäuerung führt. Durch mangelnde Bewegung wird das Herz-Kreislauf-System nicht genügend trainiert, ebenso werden Knochen und Darm träge. Ein Teufelskreis der Übersäuerung entsteht. Als Folge schmerzt der Magen und die Nerven liegen blank. Wir werden saurer und saurer. Stress führt zu Übersäuerung und Übersäuerung macht uns wiederum Stress - eine ausweglose Teufelsspirale entsteht.

Zu wenig Schlaf

Chronischer Schlafmangel, Nachtschichten und Feiern bis in die Puppen prägen heutzutage unsere Lebensweise. Wer will schon wertvolle Zeit mit vermeintlich sinnlosem Schlafen vergeuden? Da aber nachts der Stoffwechsel auf Hochtouren läuft und dafür ausreichend Ruhe und Erholung benötigt werden, ist ausreichender Schlaf zwingend notwendig. Aus Sicht des Säure-Basen-Haushalts bedeutet dies beispielsweise, dass nachts die Leber besonders effektiv arbeitet, dabei fallen viele Stoffwechselabfälle an, unter anderem Säuren. Die Säuren werden üblicherweise mit dem ersten Morgenurin ausgeschieden und schon sind wir sie losgeworden. Dauerhafter Schlafmangel führt aber wiederum dazu, dass der Stoffwechsel gebremst wird und die ungeliebten Säuren im Körper zurückgehalten werden.

Angst, negative Gedanken

Der moderne Mensch pflegt heutzutage unzählige Kontakte, ob privater Art oder am Arbeitsplatz. Gerade im Berufsleben wird der Umgangston aber immer rauer, mitunter kommt es vor, dass man ganz sprichwörtlich *sauer* wird. Ruckzuck schüttet der Körper Stresshormone aus, welche zu Übersäuerung führen. Die Übersäuerung löst wiederum negative Gedanken aus, schon stecken wir im berüchtigten Teufelskreis. Hinzu kommt, dass wir unseren Frust oft mit Alkohol oder wahlweise Süßigkeiten bekämpfen - aus Sicht der Säure-Basen-Problematik ein fataler Kurzschluss.

Chronische Darmgärung

Der Darm spielt bei der Ausscheidung von Säuren eine wichtige Rolle, weshalb eine gesunde Darmfunktion von immenser Bedeutung ist. Zu einer intakten Darmfunktion tragen mehrere Komponenten bei: Eine ausgewogene Zusammensetzung der Nahrung, eine gute Durchblutung des Darms, eine ausreichende Aufnahme von Nahrungsmittelbestandteilen durch die Darmzotten, weiter die Verweildauer der Nahrung im Darm, die Darmmotiliät sowie eine gesunde Darmflora. Wird beispielsweise der Speisebrei durch einen trägen Darm zu langsam transportiert oder ist die Darmflora gestört, kann es zu einer Fäulnisbildung und zur Gärung des Speisebreis kommen, was wiederum mit einer Übersäuerung einhergeht.

Eine gestörte Darmfunktion unterstützt deshalb eine chronische Übersäuerung des Körpers - nicht umsonst wird dem Darm von Naturheilkundlern eine ganz tragende Rolle bei der Gesunderhaltung unseres Körpers zugesprochen.

Neben der Art der Nahrung spielt auch unsere Lebensweise hinsichtlich der Funktionsfähigkeit des Darms eine wichtige Rolle: Stehen wir unter Stress, drosselt der Darm seine Tätigkeit auf ein Minimum herunter - Der Körper hat dann schließlich Wichtigeres zu tun, als sich um die Verdauung zu kümmern. Unangenehme Folgen sind Verstopfung oder Gärungsprozesse durch eine zu lange Verweildauer der Nahrung im Darm.

Einnahme von Medikamenten

Viele gängige Medikamente haben als gefürchtete Nebenwirkung eine Übersäuerung des Organismus zur Folge. So kann beispielsweise Diclofenac, eines der meist verordneten schmerzstillenden und entzündungshemmenden Arzneimittel überhaupt - und Ihnen vielleicht auch durch eine Verordnung durch Ihren Arzt bekannt - zu leichten Magenschmerzen bis hin zu gefährlichen Magenblutungen führen. Auf diese Weise wird bei Krankheitsbildern, welche ohnehin schon mit einer Übersäuerung einhergehen - wie bspw. rheumatische und arthritische Gelenkbeschwerden - durch die Gabe von sauer wirkenden Medikamenten der Übersäuerung des Körpers noch zusätzlich Vorschub geleistet.

Ein weiteres Beispiel ist die Acetylsalicylsäure, ein Medikament, das - wie der Name schon sagt - auch sauer wirkt. Acetylsalicylsäure wird beispielsweise eingesetzt bei grippalen Beschwerden, wenn der Körper häufig schon manifest übersäuert ist. So treibt man auch in diesem Fall den Teufel mit dem Beelzebub aus.

Zahnfüllungen wie bspw. Quecksilber, Palladium

Unter den negativen Auswirkungen von Zahnfüllungen leiden auch viele Leute, denen die Zahnfüllungen längst entfernt worden sind. Denn bei diesem Personenkreis wurden die giftigen Zahnfüllungen häufig ohne besondere Vorbereitungen und Sicherheitsvorkehrungen entfernt, wodurch große Mengen an giftigen Stoffen im Körper freigesetzt wurden und nun dort zirkulieren. Hierdurch entstehen starke Übersäuerungszustände im Körper, welche mit einem reduziertem Allgemeinbefinden oder vegetativen Störungen einhergehen.

Übersäuerung und ihre Folgen für den Körper

Erste Anzeichen einer Übersäuerung im Körper

Die ersten Anzeichen einer Übersäuerung im Körper treten langsam und schleichend auf, weshalb sie oft auch erst nicht ernst genommen werden: Wer denkt bei Schlafstörungen, leichten Stimmungsschwankungen oder Verdauungsbeschwerden schon an eine Übersäuerung? Wir haben es verlernt, körperliche oder auch psychische Beschwerden als einen Hilferuf unseres Körpers zu deuten und richtig auf die Signale unseres Körpers zu reagieren. Anstatt der Ursache der Beschwerden auf den Grund zu gehen, sind wir bemüht, diese möglichst schnell im Keim zu ersticken.

Es folgt zwangsläufig der Griff zur Arznei: Die Kopfschmerztablette gegen die Migräne, die Beruhigungstropfen gegen die Nervosität und der Allergie-Saft gegen den Heuschnupfen - Medikamente versprechen schnelle Hilfe und bekämpfen die Symptome zunächst auch einmal wirksam. Schließlich müssen wir fit sein, das heutige hektische Leben duldet keine Auszeit oder Nachdenken.

So missachten wir die Signale unseres Körpers komplett oder unterdrücken diese durch die Einnahme von Medikamenten. In Wahrheit betreiben wir aber nur Flickschusterei und doktern oberflächlich an den Symptomen herum.

 47

Der Schwelbrand in unserem Körper lodert aber unbemerkt weiter und nimmt immer mehr Raum ein. Die beginnende Disharmonie, die sich in unserem Körper ausbreitet, wird nicht richtig gedeutet. Krank sein, betrifft aber stets den ganzen Körper, nicht nur die einzelnen Teile, die wir verzweifelt zu kurieren wünschen. Hinzu kommt, dass die ersten Signale einer Übersäuerung oft unspezifisch und unklar sind, und auch andere Ursachen als ein gestörtes Säure-Basen-Geschehen haben können. So ordnen wir die allgemeine Infektanfälligkeit eher dem nasskalten Wetter als einer Übersäuerung zu und hoch dosierte Vitaminpillen und Grippetabletten schaffen schließlich schnelle Abhilfe bei häufigen Erkältungen. Cellulite und Akne sehen wir vorwiegend als reines Erscheinungsbild der Haut.

Auch hier sehen wir die Säure-Basen-Problematik nicht und behelfen uns mit teurer, oft unwirksamer Kosmetik. Die Liste der säurebedingten Beschwerden ließe sich beliebig fortsetzen: Anhaltende Entzündungen, Durchblutungsstörungen in Form von ständig kalten Händen und Füßen, stumpfe Haare, fahle Haut - um nur einige der Zipperlein zu nennen, welche durch eine Übersäuerung hervorgerufen werden. Die Übersäuerung in unserem Körper nimmt indes langsam und schleichend ihren Gang. Der Körper ist nicht mehr in seinem Gleichgewicht, nicht mehr im Lot - wir fühlen uns saft- und kraftlos, sind müde, und können nicht mehr ausreichend auf äußere Belastungen reagieren, eine allgemeine Erschöpfung breitet sich aus.

Durch Übersäuerung hervorgerufene Krankheiten

Werden die oben genannten Beschwerden nicht ernst genommen und bietet man diesen Anfängen der Übersäuerung kein Paroli, so entstehen häufig ernste Erkrankungen. Fast jeder von uns leidet an einer oder mehreren durch zu viel Säure verursachten Krankheiten, vor denen die Schulmedizin auch heute noch kapituliert. Diese Krankheiten sind keineswegs unausweichlich, sondern sie sind die Folge von jahre- und jahrzehntelangem Schindluder, den wir mit unserem Körper betreiben.

So ist es dann auch so, dass heutzutage schon fast jeder sein Zipperlein pflegt, die ständigen Kopfschmerzen und die chronische Müdigkeit werden schon fast als Normalzustand angesehen, während Gesundheit ein Ausnahmezustand zu sein scheint.

Nun werden Sie vielleicht die Stirn runzeln und fragen, schwere Krankheiten durch Übersäuerung, wie ist das möglich. Überlegen Sie aber nur einmal und stellen sich bildlich in Gedanken vor, welch' zerstörerische Wirkung Säure tatsächlich hat, wenn sie etwa auf Gewebe einwirkt. Läuft zum Beispiel versehentlich Säure über eine wertvolle Tischdecke, würden Sie diese intuitiv sofort wegziehen.

Und genau diese dramatischen Vorgänge laufen in unserem Körper tagtäglich ab, ohne dass wir uns dagegen schützen.

Nein, nicht nur schützen wir uns nicht, sondern tagtäglich schaufeln wir unreflektiert schädigende Substanzen mit der Nahrung in unseren wehrlosen Körper.

Wie bereits gezeigt wurde, besitzt der Körper zwar einige Kompensationsmechanismen, um der Säurebelastung Einhalt zu gebieten, aber irgendwann sind auch die letzten Puffersysteme erschöpft und die verheerende Wirkung der Säuren gewinnt die Oberhand. Die primäre Übersäuerung des Körpers betrifft das Bindegewebe, von welchem aus sie sich auf alle Organe ausbreitet, die über das Bindegewebe versorgt werden. Aus diesem Grund nehmen säurebedingte Krankheiten auch ein sehr breites Spektrum ein. Krankheiten liegen nicht nur - wie an den Universitäten gelehrt wird - chemische Reaktionen in unserem Körper zugrunde. Krankheiten befallen uns auch nicht urplötzlich wie irgendwelche Schicksalsschläge, sondern sie sind das Ergebnis andauernder falscher Lebensweise. Die heutige Medizin wähnt sich schlau, indem sie den menschlichen Körper und seine Bestandteile immer mehr entschlüsselt. Dass der Mensch aber ein Mysterium und ein dreidimensionales Lebewesen ist und bleibt und als solches auch verstanden und behandelt werden will, bleibt immer mehr außen vor.

Krankheit ist aber nicht nur ein Zuviel an Beschwerden, sondern auch ein Mangel - ein Mangel an Lebensfreude, an Antrieb, an Energie. Wirkt die Säure zu lange und zu intensiv auf unseren Körper, so kommt es unweigerlich zu den im Folgenden genannten Krankheitsbildern.

Abwehrschwäche

Eine Abwehrschwäche wird dann manifest, wenn wir mehrmals im Jahr an Atemwegsinfekten erkranken und uns sozusagen jeden kursierenden Infekt einfangen. Ein Leben lang wehrt unser körpereigenes Immunsystem tapfer eine Flut von Krankheitserregern ab - ohne dass wir überhaupt etwas davon merken, solange unser Immunsystem intakt ist.

Eine ganze Reihe von Abwehrmechanismen wird in Gang gesetzt, um schädliche Viren, Bakterien und Pilze aus unserem Körper zu eliminieren sowie fehlerhaft gewordene körpereigene Zellen zu zerstören. So besteht das Immunsystem aus einem Verbund hoch spezialisierter Zellen, die in den Körper eingedrungene Krankheitskeime erkennen und ausschalten.

Diese Vorgänge laufen von uns ganz unbemerkt ab - erst wenn das Immunsystem zusammenfällt und wir krank werden, horchen wir auf.

Wenn das Immunsystem nicht als Folge einer bestehenden Krankheit beeinträchtigt ist, so kann eine Übersäuerung des Organismus die Ursache für ständige Infekte und chronische Entzündungen sein.

Eine ständige Übersäuerung des Gewebes kann die Funktion unserer Abwehrzellen derart beeinträchtigen, dass diese regelrecht gelähmt werden und ihre vielfältigen Aufgaben nicht mehr wahrnehmen können - ständige Infekte sind die Folge.

Aggressionen

Durch anhaltende Übersäuerung des Körpers werden wir leicht gereizt und nervös, schon aus kleinstem Anlass fahren wir aus der Haut. Denn durch die ständige Säurebelastung wird der Sympathikus (der sogenannte Aktivitätsnerv) in einen Zustand der permanenten Überreiztheit versetzt, sodass ohne wirklichen Anlass Adrenalin ausgeschüttet wird, was zu Unbeherrschtheit und Aggressionen führt. Der Sympathikus steht hierbei für Spannung, Energie und Widerstand - er verhindert eine Entspannung des Körpers. In Urzeiten, als der Mensch seine Nahrung noch auf der Jagd erobern musste, machten diese Aggressionen auch Sinn, heutzutage laufen die ständigen Anspannungen jedoch ins Leere und sind äußerst gesundheitsschädlich. Säure wirkt wie ein Motor für den Sympathikus, sie sorgt für Erregungszustände, lässt Stresshormone explodieren. Gegenspieler des Sympathikus ist der Parasympathikus, der für Ruhe und Entspannung sorgt. Bei anhaltenden Aggressionen kann der Parasympathikus nicht zum Einsatz kommen, da der Sympathikus ständig die Oberhand gewinnt.

Akne

Akne ist heutzutage nicht nur eine Erkrankung der Jugend, immer mehr Erwachsene leiden auch unter den unschönen Pusteln und Mitessern. Neben Hormonstörungen - wie etwa einer vermehrten Androgenproduktion - spielt auch Übersäuerung eine entscheidende Rolle bei der Entstehung von Akne. So führt eine Übersäuerung der Gewebe zu einer Hyperkeratose, also zu einer Verstärkung der Hornschicht. Die Hyperkeratose wiederum verhindert, dass Talg normal abfließen kann. Infolgedessen verstopfen Poren, wodurch ein Nährboden für allerlei Keime entsteht. Pusteln und eitrige Pickel sind die lästige Konsequenz.

Allergien

Allergien nehmen in erschreckendem Ausmaß zu, wobei es sich bei der Allergie um kein Kinkerlitzchen, sondern um eine ernste Erkrankung handelt. Bei Allergien ist die allgemeine Reaktionslage des Körpers verändert, wobei Allergien in Form von Heuschnupfen, Nahrungsmittelallergien, Hautausschlägen oder gar Asthma auftreten können. Eine Allergie stellt eine veränderte Antwort des Körpers auf eine bestimmte Substanz dar - dies passiert, wenn der Organismus Antikörper gegen eine Substanz bildet, die normalerweise unschädlich für den Körper ist. Durch die Antikörperbildung wird unser Körper aber gegen diese Substanz übersensibilisiert. Bei Kontakt mit dem entsprechenden Stoff setzt der Körper in einer überschießenden Reaktion den körpereigenen Botenstoff Histamin frei - wodurch dann die typischen Symptome wie Juckreiz, Hautrötung, Niesen oder gar ein Asthmaanfall hervorgerufen werden. Allergien können hierbei lokal auf eine bestimmte Körperfläche beschränkt sein oder aber systemisch - das heißt im ganzen Körper - wirken, was natürlich besonders gefährlich ist. Dementsprechend können allergische Reaktionen auch von leichten Beschwerden wie Juckreiz und Rötung bis hin zu schwersten Reaktionen wie Atemnot oder allergischem Schock reichen.

Die Übersäuerung ist auch hier wieder als Übeltäter mit beteiligt: Mastzellen - Auslöser allergischer Reaktionen bei Kontakt mit Allergenen - degranulieren in saurem Milieu viel leichter, es kommt zur Histaminausschüttung.

Arteriosklerose

Unter Arteriosklerose - umgangssprachlich auch als Arterienverkalkung bezeichnet - versteht man eine Verengung und Verhärtung an den Innenwänden der Arterien. Hierbei bilden sich Ablagerungen an den Innenwänden, wodurch sich der Querschnitt der Arterien verringert. Durchblutungsstörungen sind die unweigerliche Folge. Neben Rauchen, hohem Blutdruck, Bewegungsmangel trägt auch Übersäuerung ganz wesentlich zur Arteriosklerose bei. Denn zur Neutralisierung einer Säurebelastung muss der Körper Basenbausteine aus dem Endothel nehmen, wodurch dieses porös und brüchig werden kann. Ist das Endothel wiederum durchlässig und nicht mehr intakt, können Substanzen des vorbeifließenden Bluts hängen bleiben und sich festsetzen.

Um dennoch einen konstanten Blutstrom gewährleisten zu können, muss der Körper den Blutdruck erhöhen, damit das Blut gegen den sich aufbauenden Widerstand alle Regionen des Körpers erreichen kann.

Denn die Arterien unseres Körpers müssen das mit lebenswichtigem Sauerstoff angereicherte Blut von der Lunge über das Herz in die Peripherie führen, also in das gesamte Körpergewebe. Der Sauerstofftransport kann stark beeinträchtigt werden oder im schlimmsten Fall zum Erliegen kommen, wenn die Arterien durch Ablagerungen verengt sind oder gar unpassierbar werden.

Die Ablagerungen wirken sozusagen wie Stolpersteine, die einen ungestörten Transport des Sauerstoffs behindern. Gefäßveränderungen nehmen mit steigendem Alter zu, neben den schon erwähnten Begleiterkrankungen wie Bluthochdruck und erhöhten Blutfettwerten leisten auch Nikotin und Coffein weiteren Vorschub. Umgekehrt fördert – wie bereits erwähnt - Arteriosklerose wiederum auch Bluthochdruck, da der Körper einen erhöhten Druck aufwenden muss, um sozusagen die Stolpersteine in den Gefäßwänden überwinden zu können.

Arthrose

Arthrose - im Volksmund auch Gelenkverschleiß genannt - hat ihre Ursache unter anderem in einem Übermaß an andauernder Belastung (z. B. durch Übergewicht, ungünstige Sportarten wie Fußball, Tennis) sowie Fehlstellungen der Gelenke wie Beckenschiefstand durch eine Beinlängendifferenz. Infolge chronischer Belastung degeneriert das Knorpelgewebe, welches die Gelenke schützen soll.

Neben der Überlastung der Gelenke kommt als Ursache der Arthrose hier auch hier wieder die Übersäuerung ins Spiel. Denn die degenerativen Veränderungen der Gelenke gehen immer auch mit einem verminderten Gehalt an basischen Mineralien in den Knorpeln und Knochen einher - die basischen Mineralien werden auch hier wieder zur Säureneutralisation benötigt und gehen dem Knorpel und den Gelenken verloren.

Asthma

Asthma bronchiale bezeichnet eine chronische Erkrankung der Atemwege. Die Bronchien reagieren vermehrt auf verschiedene Reize, die Schleimhäute schwellen infolgedessen an. Konsequenz sind Anfälle von Atemnot, Husten und Kurzatmigkeit. Grundsätzlich unterscheidet man hierbei zwischen allergischem und nichtallergischem Asthma, auch Mischformen der beiden Formen treten auf.

Bei beiden Formen liegt immer auch eine zu hohe Säurebelastung des Körpers vor. Wie schon beim Krankheitsbild „Allergie" besprochen, wird durch Säuren das Gewebshormon Histamin freigesetzt, welches wiederum zur Verkrampfung der Bronchien führt. Bei nichtallergischem Asthma wird das Beschwerdebild durch Säuren selbst ausgelöst, die im Übermaß zur Verkrampfung der Muskulatur führen.

Bandscheibenvorfall

Unter einem Bandscheibenvorfall versteht man eine plötzliche oder aber langsam verlaufende Verlagerung, bzw. den Austritt von Gewebe des Gallertkerns der Bandscheibe nach hinten in den Rückenmarkskanal. Durch den entstehenden Druck auf Nervenwurzeln kann es zu Schmerzen, Lähmungen und Gefühlsstörungen kommen. Ursache für einen Bandscheibenvorfall sind u. a. Fehl- oder Überlastung der Wirbelsäule, sowie altersbedingter Verschleiß. Ein weiterer Faktor ist die Übersäuerung des Körpers. Durch chronische Übersäuerung des Körpers verlieren die Bandscheiben das basische Calcium, wodurch diese ihre Aufgaben nicht mehr ausreichend erfüllen können. Ein Bandscheibenvorfall kann auf diese Weise gefördert werden.

Bindegewebserkrankungen

Die Rolle des Bindegewebes in unserem Körper ist sehr umfassend. Es stützt, verbindet und bettet die inneren Organe ein. Da das Bindegewebe auch als wichtiges Depot von überschüssigen Säuren gilt, kann es bei chronischer Übersäuerung seinen mannigfaltigen Aufgaben nicht mehr nachkommen. Es altert vorzeitig, versteift und büßt seine Elastizität ein, in der Muskulatur kommt es zu schmerzhaften Verhärtungen. Auch die kosmetisch störende Cellulite (siehe unten) ist das Ergebnis einer Stoffwechselstörung des Bindegewebes, in deren Verlauf es zu Einlagerungen von Fett ins Unterhautgewebe kommt.

Bronchitis

Als Bronchitis wird eine Entzündung der Bronchien bezeichnet, wobei zwischen einer akuten Bronchitis, einer chronischen Bronchitis sowie einer chronisch obstruktiven Bronchitis unterschieden wird. Die akute Bronchitis geht mit Husten, Schleimproduktion und Fieber sowie weiteren Allgemeinsymptomen einher. Die chronische Bronchitis, die ebenfalls durch Husten mit Auswurf gekennzeichnet ist, ist laut WHO als eine Form der Bronchitis definiert, die an den meisten Tagen während mindestens drei Monaten in zwei aufeinanderfolgenden Jahren auftritt. Die chronisch obstruktive Lungenerkrankung ist zudem von Atemnot begleitet. Durch eine chronische Übersäuerung des Körpers steigt die Anfälligkeit des Körpers für Infektionskrankheiten und damit auch für die Bereitschaft, eine akute oder chronische Bronchitis zu entwickeln.

Bluthochdruck

Bluthochdruck - im Fachjargon Hypertonie genannt - ist eine Geißel der Industrienationen und steht in der Liga der Volkskrankheiten ganz oben. Von Bluthochdruck spricht man, wenn der Druck in den Arterien dauerhaft auf einen systolischen Wert von über 140 mm Hg und einen diastolischen Wert von über 90 mm Hg gesteigert ist. Wie im Kapitel „Arteriosklerose" schon besprochen, bewirken Säuren, dass die Gefäßwände ihre ursprüngliche Elastizität verlieren und starr, unelastisch und porös werden. Die Versorgung unseres Körpers mit Sauerstoff und wichtigen Nährstoffen kann nicht mehr gewährleistet werden. Die Erhöhung des Blutdrucks ist also der verzweifelte Versuch unseres Körpers und unseres Selbstregulationssystems, das Blut durch die unelastischen Gefäße zu transportieren, damit die Sauerstoff- und Nährstoffversorgung nicht zusammenbrechen.

Cellulite

Bei Cellulite (auch Orangenhaut genannt) handelt es sich um eine unschöne Bildung von Dellen an der Haut, die vorwiegend im Bereich der Oberschenkel, der Hüften und des Gesäßes auftreten. Von Cellulite sind fast ausschließlich Frauen betroffen, da das weibliche Geschlecht eine andere Bindegewebsstruktur aufweist als das starke Geschlecht. Mit zunehmendem Alter sind 80-90 % aller Frauen von dem unschönen Hautbild betroffen, wobei die Cellulite auch vor schlanken Frauen keinen Halt macht. Dass Cellulite fast ausschließlich Frauen betrifft, liegt am speziellen Bindegewebe, das bei Frauen elastischer und weitmaschiger angelegt ist, da es sich bei einer Schwangerschaft entsprechend dehnen muss. Die Erhebungen der Orangenhaut sind nichts weiter als riesige Fettzellen, die vom Bindegewebe nicht mehr in der Unterhaut festgehalten werden können. Die Östrogene, also die weiblichen Hormone, liefern auch ihren Anteil, indem sie eine gesteigerte Füllung der Fettzellen bewirken und den Fettabbau hemmen. Cellulite ist aber auch eine Ansammlung von Säuren und Stoffwechselschlacken im Bindegewebe, welche der Körper nicht mehr verarbeiten und ausscheiden kann. Das Bindegewebe - das haben wir bereits gelernt - fungiert als Mülldeponie des Körpers und als Sammelbecken für Umweltgifte, Medikamentenrückstände, andere Toxine und auch für die gefährlichen Säuren. Wenn das Gewebe verschlackt und verstopft, sind die unschönen Dellen die Folge.

Depressionen

Depressionen (von lat. deprimere: niederdrücken) werden zu den sogenannten affektiven Störungen gezählt und sind durch die Symptome herabgesetzte Stimmung (Verlust der Fähigkeit, sich zu freuen oder Trauer zu empfinden), Antriebshemmung und Schlafstörungen gekennzeichnet. Neben genetischen Ursachen spielen Umweltfaktoren wie traumatische Erlebnisse eine Rolle. Depressionen sind stets aber auch Ausdruck einer Säurebelastung im Körper. Zu viel Säure lässt die Konzentration des Stresshormons Cortison ansteigen, bei Depressiven lassen sich überhöhte Mengen dieses Hormons im Blut nachweisen. Umgekehrt führt das seelische Sauerwerden mit Depressionen, Angst, Nervosität wiederum zu innerer Anspannung und damit einhergehend zur Übersäuerung. Ein Teufelskreis entsteht.

Diabetes mellitus Typ 2

Diabetes mellitus Typ 2 steht neben Bluthochdruck, Arthrose und Krebs ganz oben auf der Liste der Zivilisationskrankheiten, die durch falsche Ernährung ausgelöst werden können. Diabetes mellitus Typ 2 (Zuckerkrankheit) ist eine Stoffwechselkrankheit, bei der die Glucosekonzentration im Blut chronisch erhöht ist. Typ-1- oder juveniler Diabetes beginnt meist in der Jugend und entsteht durch die Zerstörung der Insulin produzierenden Zellen, während Typ-2-Diabetes meist ältere Menschen betrifft. Typ-2-Diabetes beginnt meist schleichend und beruht auf einer zunehmenden Unempfindlichkeit der Zellen gegenüber Insulin.

Übergewicht, mangelnde Bewegung und falsche Ernährung spielen eine ganz wichtige Rolle bei der Entstehung des „Altersdiabetes".

Bei der Entstehung von Typ-2-Diabetes sind auch Säuren mit im Spiel: So führt eine Übersäuerung des Körpers zu höherer Mineralstoffausscheidung (z. B. von Magnesium). Magnesium wiederum spielt eine wichtige Rolle beim Transport von Glucose in die Zellen und fungiert als Cofaktor bei zahlreichen Stoffwechselvorgängen. Magnesium-Mangel wird ferner mit einer Insulinresistenz in Verbindung gebracht. Außerdem haben Diabetiker stets eine saure Stoffwechsellage. Dies liegt daran, dass bei Diabetikern ständig Acetessigsäure gebildet wird, zu deren Neutralisation Basen benötigt werden, weshalb stets ein relativer Säureüberschuss herrscht.

Durchblutungsstörungen

Durchblutungsstörungen können bspw. am Herz, in den Extremitäten (vor allem in den Beinen) und im Gehirn auftreten. Im schlimmsten Fall können sie in lebensbedrohlichen Krankheiten wie Herzinfarkt und Schlaganfall ausarten. Durchblutungsstörungen stehen an Nummer eins der Volkskrankheiten in den Industrienationen. Das Tückische an Durchblutungsstörungen ist, dass sie lange Zeit unbemerkt bleiben, und erst in fortgeschrittenem Stadium Beschwerden verursachen. Durchblutungsstörungen bezeichnen hierbei eine verminderte Versorgung von lebenswichtigen Organen und Körperteilen mit nährstoffreichem Blut, meist als Folge von Verengungen und Verstopfungen der dafür verantwortlichen Blutgefäße. Durch zu viel Säure werden die Gefäße immer starrer und unelastischer, sodass Nährstoffe sowie rote Blutkörperchen diese nicht mehr problemlos passieren können. Eine Mangelversorgung des Körpers und ein Sauerstoffdefizit sind die Folge, Endstation des Desasters sind Schlaganfall und Herzinfarkt.

Erschöpfungszustände, Burnout

Immer mehr Menschen leiden heutzutage unter starken Erschöpfungszuständen und Burnout (von engl. to burn out ausbrennen), einem Zustand mit reduzierter Leistungsfähigkeit und körperlichen und psychischen Beschwerden wie Schlafstörungen, Essstörungen, Magen-Darm-Erkrankungen und Depressionen. Wichtige Mineralstoffe wie Magnesium, das an zahlreichen Stoffwechselvorgängen beteiligt ist, gehen im Kampf gegen die Säuren verloren und werden zur Neutralisation der Missetäter benötigt. Gerade Magnesium, das im Kampf gegen Erschöpfungszustände einen wichtigen Beitrag leistet, fehlt infolgedessen dem Körper.

Gallensteine

Gallensteine sind nicht, wie der Name vermuten ließe, Steine - es handelt sich um verfestigte körpereigene Bestandteile. Gallensteine, die über längere Zeit in der Gallenblase verweilen, können eine schmerzhafte Reizung oder Entzündung der Gallenblasenwand verursachen. Im chronisch übersäuerten Organismus treten gehäuft Steinbildungen in der Gallenblase auf, da bei anhaltender Übersäuerung zu wenig Gallensäuren oder zu viel Cholesterin in der Gallenflüssigkeit vorliegen. Die Cholesterinanteile können zu Gallensteinen verklumpen.

Gastritis

Unter einer Gastritis versteht man eine akute oder chronische Entzündung der Magenschleimhaut, die durch organische Schäden der Magenschleimhaut gekennzeichnet ist. Symptome einer Gastritis sind Schmerzen im Oberbauch, Übelkeit, Aufstoßen, Appetitlosigkeit und Blähungen. Schädigungen der Magenschleimhaut entstehen, wenn ein Ungleichgewicht zwischen schleimhautschützenden (z. B. Schleim- und Bicarbonatsekretion) und schädigenden Mechanismen (z. B. zu hohe Säureproduktion, bakterielle Infektionen, verminderte Schleimhautdurchblutung) vorliegt, d. h. wenn zu wenig Basen und zu viele Säuren vorliegen. Eine akute Gastritis kann auch durch die schädigende Wirkung von sogenannten nichtsteroidalen Antiphlogistika (Mittel gegen Schmerzen und Entzündungen) hervorgerufen werden.

Gedächtnisstörungen

Gedächtnisstörungen sind ein weit verbreitetes Krankheitsbild - sie stellen ein komplexes Phänomen dar, zu dem z. B. Konzentrationsabfall und Vergesslichkeit gehören. Hierbei können Kurzzeit- und Langzeitgedächtnis betroffen sein, das Lernvermögen kann zusätzlich beeinträchtigt sein. Bei chronischer Übersäuerung kommt es zu einer Minderdurchblutung des Gehirns, der Informationsfluss zwischen den einzelnen Nervenzellen kann nicht mehr funktionieren.

Da für eine ausreichende Gedächtnisleistung eine gute Durchblutung des Gehirns unabdingbar ist, kommt es bei nicht ausreichender Durchblutung des Gehirns zwangsläufig zu Aussetzern in der Merkfähigkeit und zu Konzentrationsschwäche.

Gicht

Gicht ist eine Stoffwechselerkrankung, bei der es zur Ablagerung von Harnsäurekristallen in den Gelenken kommt. Betroffen sind vorwiegend Männer, meist ab dem mittleren Lebensalter. Gicht ist eine ernährungsbedingte Krankheit par excellence, und gilt seit jeher als Folge von Völlerei und Maßlosigkeit. Die gefährliche Harnsäure entsteht beim Abbau von sogenannten Purinen. Purinreiche Lebensmittel sind beispielsweise Fleisch (insbesondere Innereien), Hülsenfrüchte und Kaffee.

Alkohol dagegen hemmt die Ausscheidung von Purinen. Gicht kann in Schüben mit akuten Anfällen oder aber chronisch verlaufen. Weitere Folgeerkrankungen der Gicht sind deformierte Gelenke, Nierensteine und als letzte Konsequenz Nierenversagen.

Hämorrhoiden

Hämorrhoiden sind eine weit verbreitete, wenn auch oft verschwiegene Erkrankung. Hämorrhoiden sind im Übergangsbereich vom Mastdarm zum Enddarm angesiedelt und entstehen durch die Erweiterung von arteriovenösen Gefäßen. Typische Symptome sind Blutungen, Druckgefühl und Juckreiz.

Die genauen Ursachen des Hämorrhoidalleidens sind noch nicht geklärt, Einflussfaktoren sind jedoch eine ballaststoffarme Kost, langes Sitzen, eine genetisch bedingte Bindegewebsschwäche sowie schlechte Stuhlgewohnheiten wie starkes Pressen. Auch eine Übersäuerung des Organismus spielt eine nicht unwichtige Rolle, da Hämorrhoiden vom Körper als Ventil und letzte Möglichkeit gebildet werden, lästige Säuren loszuwerden.

Hauterkrankungen

Die Haut ist mit einer Fläche von 1,5 bis 2 m² das größte Organ des Menschen und trägt etwa ein Sechstel des gesamten Körpergewichts. Die Haut erfüllt wichtige Funktionen wie Temperaturregulation, Isolatoreigenschaften, Sinnesempfinden sowie Schutz vor UV-Strahlung. Außerdem stellt sie eine wichtige Barriere gegen eindringende Pilze und Bakterien dar. Unser Körper versucht auch, überschüssige Säuren über die Haut zu eliminieren. Durch ein Übermaß an Säure wird die Haut in einen permanenten Reizzustand versetzt - Rötungen, Irritationen und rissige Haut sind die Folge. Ferner werden durch Säuren natürliche Feuchthaltefaktoren der Haut und Lipide ausgeschwemmt, trockene und fettarme Haut ist die Konsequenz.

Herzinfarkt

Der gefürchtete Herzinfarkt (auch Myokardinfarkt) ist eine akute und lebensbedrohliche Erkrankung des Herzens. Hierbei handelt es sich um ein Absterben von Teilen des Herzmuskels aufgrund einer Durchblutungsstörung. Falsche Lebensweise mit viel Stress, falscher Ernährung und zu wenig Bewegung sind Faktoren, die zu einer Übersäuerung des Körpers führen und eine Verengung der Arterien des Herzens verursachen. Die Einengung der Herzkranzgefäße sowie eine starke Verkalkung der Gefäße führen wiederum zu einer dramatischen Unterversorgung des Herzmuskels mit Sauerstoff und im schlimmsten Fall dann zum Herzinfarkt - der noch viel zu häufig tödlich verläuft.

Hyperaktivität

Hyperaktive Kinder leiden unter einer ständigen Überreizung des sympathischen Nervensystems. Innerlich getrieben, stehen sie sozusagen ständig unter Strom, ein erhöhter Bewegungsdrang ist festzustellen. Entspannungsphasen sind kaum mehr möglich. Übersäuerung bewirkt eine ständige Reizung des Sympathikus, Hyperaktivität wiederum ist ein säuernder Zustand, ein gefährlicher Teufelskreis ist vorprogrammiert.

Kalte Hände und Füße

In der kalten Jahreszeit ist es besonders schlimm, aber die Beschwerden treten auch bei stärkster Hitze auf: ständig kalte Hände und Füße. Etwa jede fünfte Frau leidet darunter, aber auch Männer klagen, wenn auch seltener, über *„Eisfinger"* und *„Eisfüße"*. Kalte Hände und Füße sind an sich sinnvolle Mechanismen des Körpers, da die kleinen Blutgefäße an Händen und Füßen sich verengen, um eine konstante Körpertemperatur von etwa 37 °C zu gewährleisten.

Ständig kalte Hände und Füße können aber auch ein Hinweis auf ernste Erkrankungen sein, z. B. können Herz-Kreislauferkrankungen und Durchblutungsstörungen mit kalten Extremitäten einhergehen. Eisige Hände und Füße können aber auch Zeichen einer Übersäuerung des Körpers sein: Durch Säurebelastung wird das Bindegewebe immer unelastischer, eine ausreichende Durchblutung des Organismus wird verhindert - kalte Hände und Füße sind die Folge.

Krebs

Mit dem Begriff Krebs werden bösartige (maligne) Neubildungen beschrieben - die Zellen eines malignen Tumors teilen sich mit rasender Geschwindigkeit und wesentlich schneller als gesunde Zellen. Hierbei wird gesundes Gewebe zerstört. Die Krebszellen wandern hierbei von ihrem Ursprungsort aus über das Blut oder das Lymphsystem in andere Organe und vermehren sich dort als teuflische Tochtergeschwülste (Metastasen).

Auch wenn die Krebsforschung alle Anstrengungen im Kampf gegen die Geißel der Menschheit unternimmt, sind wir noch weit von einem Durchbruch in der Therapie bösartiger Tumore entfernt. Abhängig von der Krebsart (man kennt heutzutage über 100 verschiedene Krebsarten) gibt es verschiedene Auslöser wie eine genetische Disposition, Umweltgifte, Medikamente, der Alterungsprozess des Organismus oder auch Infektionskrankheiten.

Insbesondere aber die verheerende Kombination von Rauchen, Alkohol, Bewegungsmangel, Übergewicht und ungesunder Ernährung fördert die Entstehung verschiedener Krebsarten. Bezüglich der Ernährung spielt neben anderen Faktoren wiederum die Übersäuerung des Organismus eine nicht unwesentliche Rolle. Im körpereigenen Kampf gegen Krebszellen sind natürliche Killer-Zellen ein wichtiger Teil des Immunsystems. Sie können Krebszellen ausfindig machen und abtöten. Wissenschaftliche Untersuchungen kamen zu dem Ergebnis, dass die Arbeit der Killerzellen im sauren Milieu gehemmt wird, außerdem wird die Zerstörung der Tumorzellen durch Enzyme beeinträchtigt.

Lebererkrankungen

Die Leber ist das zentrale Organ unseres gesamten Stoffwechsels. Ihre wichtigsten Aufgaben sind die Produktion lebenswichtiger Eiweißstoffe (z. B. Gerinnungsfaktoren), die Gallenproduktion und der Abbau und die Ausscheidung von Stoffwechselprodukten, Medikamenten und Giftstoffen.

Zu den wichtigsten Erkrankungen der Leber gehören die Fettleber, die Hepatitis (Leberentzündung) und die Leberzirrhose. Auch die Regulierung des Säure-Basen-Haushalts gehört zum vielfältigen Aufgabenbereich der Leber. So benötigt die Leber eine gewisse Menge an Basen zur Herstellung der Galle. Liegen zu wenig Basen vor, kann zum einen nicht genügend Galle produziert werden - zum anderen muss der Magen mehr Säure produzieren, um genügend Basen liefern zu können. Hierdurch kommt es zu einer starken Säurebelastung für Magen und Leber.

Magen-Darm-Geschwüre

Magen- und Zwölffingerdarmgeschwüre sind Geschwüre an den Innenwänden dieser Organe. Als Symptome treten häufig Oberbauchbeschwerden ein bis zwei Stunden nach den Mahlzeiten oder in den Morgenstunden auf. Zudem klagen Betroffene über Übelkeit, Brechreiz und ein dumpfes Gefühl im Bauchraum. Hauptursache für beide Geschwür-Arten ist häufig eine Infektion mit Heliobacter pylori. Daneben spielt eine chronische Übersäuerung der betreffenden Organe eine entscheidende Rolle - durch zu viel Säure besteht ein für die Verdauung nicht mehr optimaler pH-Wert, zudem ist bei chronischer Übersäuerung oft eine vermehrte Magensäureproduktion zu finden.

Migräne

Migräne ist nicht etwa ein simpler Kopfschmerz, sondern eine ernsthafte Erkrankung. Charakteristisch für Migräne ist ein anfallsartig auftretender, periodisch wiederkehrender und meist einseitiger Kopfschmerz, der oft mit Übelkeit und Erbrechen einhergeht. Gehirnarterien, die während eines Migräneanfalls verkrampft werden, können durch chronische Übersäuerung überempfindlich und in ihrer Funktion gestört werden.

Neuralgien

Neuralgien bezeichnen im medizinischen Fachjargon Nervenschmerzen. Die Schmerzen breiten sich im Versorgungsgebiet eines oder mehrerer Nerven aus. Neuralgien entstehen durch die Schädigung peripherer Nerven. Sie können durch Druck, Entzündungen oder Stoffwechselstörungen ausgelöst werden. Auch zu viel Säure schädigt die Nerven, da überschüssige Säure auch in den Nervenzellen gespeichert wird.

Neurodermitis

Bei Neurodermitis - für Betroffene ein ständiger Teufelskreis von Jucken und Kratzen - handelt es sich um eine schubweise auftretende, chronische Entzündungsreaktion der Haut. Die Krankheit beginnt häufig bereits im zarten Kindesalter und wird sowohl von genetischen Faktoren als auch von Umwelteinflüssen ausgelöst. Beim Krankheitsgeschehen sind auch allergische Reaktionen beteiligt sowie zu viel Stress - Einflussfaktoren, die auch durch zu viel Säure verursacht bzw. beeinflusst werden.

Nierenerkrankungen

Die Nieren sind lebenswichtige Organe, das Filtersystem der Nieren vollbringt eine beachtliche Leistung - während eines Tages entsteht aus 180 Litern Filtrat eine Harnmenge von etwa ein bis eineinhalb Litern. Unsere Nieren sind auch Hauptakteure bei der Entsorgung überschüssiger Säuren. Deshalb ist es ohne Weiteres nachvollziehbar, dass bei einer chronischen Übersäuerung des Organismus der Grundstein für zahlreiche Nierenerkrankungen gelegt wird. Sind die Nieren in ihrer Funktion eingeschränkt, so können sie nicht mehr ordnungsgemäß arbeiten, was zu einer weiteren Übersäuerung des Organismus führt. Ein Teufelskreis entsteht. Nierenerkrankungen, welche durch eine Übersäuerung des Organismus hervorgerufen werden, reichen von leichten Reizungen und Brennen beim Wasserlassen bis hin zu Nierenbeckenentzündung und chronischem Nierenversagen.

Nierensteine

Nierensteine sind Ablagerungen in den Nierengängen oder ableitenden Harnwegen und werden auch als Ureter- und Blasensteine bezeichnet. Neben Ernährung und Trinkmenge spielen auch Harnwegsinfekte und Stoffwechselerkrankungen (z. B. Hyperparathyreoidismus, Hyperurikämie) eine Rolle. Große Steine können Bauchschmerzen verursachen, kleine bewegliche Steine führen zu äußerst schmerzhaften Nierenkoliken. Harnsäuresteine bilden sich bei Übersäuerung des Urins und bei Gicht, ferner führen stark oxalhaltige Nahrungsmittel wie Rhabarber zu gefährlichen Steinen. Auch ein Mangel an calciumhaltigen Milchprodukten fördert die Entstehung von Nierensteinen.

Pilzinfektionen

Pilzerkrankungen (Mykosen) können durch drei verschiedene Erregergruppen hervorgerufen werden: Fadenpilze (Dermatophyten), Hefepilze (Candida) und Schimmelpilze. Bei der Entstehung von Mykosen der Haut spielen vor allem Dermatophyten und Candida-Pilze eine wichtige Rolle. Die Beschwerden, welche durch eine Pilzinfektion der Haut oder Schleimhaut hervorgerufen werden können, reichen von Rötung, Entzündung, Juckreiz, Schuppung bis hin zu Nässen und Bildung von Belägen. Durch Übersäuerung des Körpers wird die natürliche Bakterienbesiedlung der Haut und Schleimhäute zerstört - in diesem gestörten Gleichgewicht können sich Pilze vermehren und die Oberhand gewinnen.

Osteoporose

Osteoporose (auch als Knochenschwund bezeichnet) ist eine Krankheit, die durch eine geringe Knochenmasse charakterisiert ist, sowie durch einen übermäßigen Abbau von Knochensubstanz und -struktur. Eine erhöhte Frakturanfälligkeit, die das ganze Skelett betreffen kann, ist die Folge. Um Säuren zu neutralisieren und dadurch lebenswichtige Organe wie Herz, Gehirn und Blut vor Säuren zu schützen, zieht der Organismus Calcium aus den Knochen ab. Die Folge ist Osteoporose. Zudem wird durch einen Säureüberschuss weniger Calcium aus der Nahrung aufgenommen, wodurch der Knochen das so wertvolle Mineral nicht einbauen kann.

Prämenstruelles Syndrom (PMS)

Das monatliche Auf und Ab der Hormone führt bei vielen Frauen zu starken Schwankungen im körperlichen und psychischen Wohlbefinden. Gerade die Tage vor den Tagen sind für viele Frauen nicht gerade die besten. Der Begriff Prämenstruelles Syndrom bezeichnet hierbei ein äußerst komplexes Beschwerdebild mit einer Palette von mehr als 150 Symptomen, die vier Tage bis zwei Wochen vor Eintreten der Regelblutung einsetzen. Zu den vielfältigen Beschwerden können Reizbarkeit, Stimmungsschwankungen bis hin zu Depressionen gehören. Ferner können Angstzustände, Schlafstörungen, Wassereinlagerungen vor allem in den Knöcheln, Spannungsgefühle in den Brüsten, Kopfschmerzen, Völlegefühl und Blähungen auftreten.

Die Ursachen des PMS sind noch immer nicht vollständig geklärt, es werden jedoch Störungen im hormonellen Gleichgewicht diskutiert. Ferner spielt auch der Säure-Basen-Haushalt eine wichtige Rolle - bis zum Beginn der Blutung werden die auszuscheidenden Säuren im Körper gespeichert, weshalb die Säurebelastung vor den Tagen ihren Höhepunkt erreicht, wodurch auch die vielfältigen Beschwerden gut erklärbar sind.

Rheumatische Erkrankungen

Der Begriff Rheuma stammt aus dem Griechischen (griechisch Rheuma: Fließen) und kennzeichnet einen ziehenden, reißenden Schmerz. Zum rheumatischen Formenkreis gehören eine ganze Reihe schmerzhafter und funktionsbeeinträchtigender Erkrankungen des Muskel-Skelett-Systems - beispielsweise entzündlicher Rheumatismus, Muskelrheumatismus, Gelenkrheumatismus und degenerativer Rheumatismus. Die schmerzhaften Entzündungen verschiedener Gelenke des Körpers sind jedoch zum Großteil die Folge übermäßiger Ablagerung von Säuren und sonstigen biologischen Giften im Körper. Rheumatische Erkrankungen werden insbesondere auch durch einen übermäßigen Konsum von tierischem Eiweiß, das nicht ausreichend verwertet werden kann und als dessen Abbauprodukte Säuren entstehen, gefördert.

Rückenschmerzen

Rückenschmerzen sind mittlerweile zu einer Volkskrankheit geworden und stellen eine der häufigsten Gründe für Krankmeldungen und Frühinvalidität dar. Chronische Rückenschmerzen, bei denen die Symptome länger als 12 Wochen anhalten, stellen auch eine starke Beeinträchtigung der Lebensqualität und -freude dar. Rückenschmerzen können sowohl organische als auch psychische Ursachen haben. Häufig beeinflussen sich diese Komponenten auch gegenseitig. Eine Übersäuerung des Körpers kann Rückenschmerzen weiteren Vorschub verschaffen. Übersäuerung führt zu Verhärtung und Verspannungen in den Muskeln. Verspannungen wiederum führen zu Einschränkung der Beweglichkeit und Fehlhaltungen, was erneut zu stärkeren Schmerzen führt. Ein Teufelskreis ist die Folge.

Schlafstörungen

Schlafstörungen - ob in Form von Ein- oder Durchschlafstörungen - beeinträchtigen das Wohlbefinden nachhaltig. Denn nach einer durchwachten Nacht ist man müde, abgeschlagen, Konzentration und Leistungsfähigkeit leiden. Oft stören Angst, negative Gefühle und Depressionen - die ihre Ursachen auch teilweise in einem unausgeglichenen Säure-Basen-Haushalt haben können - einen erquickenden und erholsamen Schlaf.

Schmerzen

Fast jeder von uns kennt gelegentliche Schmerzen, etwa Kopf- oder Rückenschmerzen. Wenn Schmerzen aber chronisch auftreten, werden sie zur belastenden Dauerqual. Die Lebensfreude und das Berufsleben leiden unter permanenten Schmerzen. Chronische Übersäuerung kann die Schmerzwahrnehmung erhöhen, zudem stellt ein Dauerschmerz eine permanente Stress-Situation dar, welche den Körper noch weiter säuert. Ein Teufelskreis entsteht.

Schlaganfall

Der Schlaganfall (Apoplex, Hirnschlag) ist die Folge einer plötzlichen Durchblutungsstörung im Gehirn. Die Nervenzellen im Gehirn erhalten als Folge zu wenig Sauerstoff und Nährstoffe und sterben in kürzester Zeit ab. In 80 % der Fälle ist die Ursache des Schlaganfalls ein Gefäßverschluss oder eine Verschleppung von Blutgerinnseln in Gehirngefäße. Für die restlichen 20 % der Schlaganfälle sind Hirnblutungen verantwortlich. Da ein Übermaß an Säure die Durchblutung aller Gefäße beeinträchtigt und die Gefäße unelastisch und spröde werden lässt, ist die Übersäuerung des Körpers ein ganz entscheidender Risikofaktor für die Entstehung eines Schlaganfalls.

Schwitzen, übermäßiges

Schwitzen ist gesund, da es den Körper kühlt und durch Schweiß die Körpertemperatur reguliert wird. Übermäßiges Schwitzen dagegen - ob an den Füßen oder unter den Achseln, bzw. am gesamten Körper - stellt für den Betroffenen oft eine starke psychische Belastung dar. Denn Schweißbildung ist häufig mit unangenehmem Geruch und unappetitlichen Flecken auf der Kleidung verbunden. Ursachen für übermäßige Schweißbildung können psychische Krankheiten, Übergewicht, hormonelle Erkrankungen (z. B. eine Schilddrüsenüberfunktion) sowie schwere Erkrankungen wie AIDS und Tuberkulose sein. Aber auch ein Zuviel an Säuren kann für unverhältnismäßiges Schwitzen verantwortlich sein: Sind alle anderen Ausscheidungsmechanismus für Säuren ausgeschöpft, so versucht unser Körper, sich durch Schweißabsonderung von den Säuren zu befreien.

Sodbrennen

Der Magen produziert ein salzsäurehaltiges Sekret, die Magensäure, um die Nahrung in seine Bestandteile aufzuspalten sowie die mit der Nahrung aufgenommenen Bakterien und Pilze unschädlich zu machen. Solange die Magensäureproduktion im Gleichgewicht ist, d. h. genauso viel Säure gebildet wird, wie für die Verdauung der Speisen erforderlich ist, treten keine Probleme auf. Tritt aber eine erhöhte Produktion von Magensäure auf, kann der Mageninhalt teilweise zurück in die Speiseröhre fließen und dort Sodbrennen hervorrufen.

Charakteristisch für Sodbrennen ist ein dumpfer Schmerz oder Druck hinter dem Brustbein. Zu einer erhöhten Salzsäureproduktion kommt es, wenn Organe wie Leber, Galle, Bauchspeicheldrüse und Dünndarm über zu wenig Basen verfügen. Bei einem Mangel an Basen produziert der Magen vermehrt Natriumbicarbonat, wodurch jedoch gleichzeitig übermäßig Salzsäure produziert wird.

Stresssymptomatik

Zu viel Stress ist Ausdruck und Krankheit unserer Zeit. Im Büro beispielsweise muss immer mehr Arbeit von immer weniger Arbeitnehmern in immer kürzerer Zeit geleistet werden. Körper und Seele leiden zunehmend. Aggressionen, Depressionen, Kopfschmerzen, Herzjagen und Schlaflosigkeit sind die Zeichen der stressgeplagten Zeitgenossen. Der Sympathikus ist ständig erregt, der Körper kann nicht mehr abschalten und zur Ruhe kommen. Blutzucker- und Cholesterolspiegel steigen, Stoffwechselerkrankungen können entstehen. Durch ständige Anspannung kann der Grundstein für Kopf- und Rückenschmerzen sowie für Verspannungen gelegt werden.

Das Immunsystem ist geschwächt, wodurch der Körper von immer wiederkehrenden Infekten heimgesucht wird. Durch chronische Übersäuerung läuft unser Körper auf Hochtouren, der Sympathikus ist ständig überreizt, was den genannten Symptomen weiteren Vorschub verschafft.

Übergewicht

Übergewicht ist eine unschöne Begleiterscheinung der modernen Wohlstandsgesellschaft. Eine Adipositas liegt nach Definition der WHO ab einem Körpermasseindex (BMI) von 30 kg/m² vor, wobei drei Schweregrade unterschieden werden, zu deren Abgrenzung ebenfalls der BMI herangezogen wird. Der BMI wird mittels einer einfachen Formel berechnet, mit der das Verhältnis zwischen Körpergröße und Gewicht ermittelt wird. Neben dem Ausmaß des Übergewichts ist auch entscheidend, wo sich das überschüssige Fett ansammelt - insbesondere das gefährliche Bauchfett wirkt sich bei der Entstehung von ernährungsbedingten Krankheiten negativ aus. Fettleibigkeit ist nicht nur ein ästhetischer Mangel - Übergewicht stellt bekanntermaßen auch ein hoher Risikofaktor für die Entwicklung von Herz-Kreislauf-Erkrankungen, Diabetes mellitus Typ 2, Bluthochdruck und bestimmten Krebsarten dar. Eine chronische Übersäuerung des Organismus kann die Entstehung von Übergewicht fördern. So hat der Körper die Möglichkeit, überschüssige Säuren im Körperfett zu speichern. Bei einem Zuviel an Säure legt unser Körper also bevorzugt die hässlichen Fettdepots an, um dort Säuren zu lagern.

Unterschenkelgeschwür

Das Unterschenkelgeschwür, lateinisch *Ulcus cruris*, oder umgangssprachlich offenes Bein genannt, bezeichnet einen spontanen, schlecht heilenden Hautdefekt, der sich infolge gestörter Gewebeernährung bildet.

Ursachen sind Beeinträchtigungen des venösen Abflusses, Verletzungen und Infektionen. Ein weiterer Grund für ein plötzlich entstehendes Unterschenkelgeschwür kann ein hartnäckiger Säurestau am Unterschenkel sein. Um die Säurefluten eindämmen zu können, wird gleichsam in Form des Unterschenkelgeschwürs ein Ventil im Körper geöffnet, um die Säure nach außen ableiten zu können.

Verstopfung

Die Definition der Verstopfung ist kein leichtes Unterfangen, denn die Verdauungsfunktion unterliegt starken individuellen Schwankungen. Die Bandbreite des Stuhlgangs reicht von dreimal täglich bis dreimal wöchentlich. Von einer Verstopfung spricht man im Allgemeinen bei weniger als drei Stuhlgängen pro Woche. Neben einer geringen Stuhlganghäufigkeit können noch Symptome wie Blähungen und Völlegefühl, Schmerzen im Unterbauch, geringes Stuhlvolumen und schmerzhafter Stuhlgang hinzukommen. Bei einer Übersäuerung des Körpers liegt meist auch ein Basenmangel vor. Stehen dem Körper nicht genügend Basen zur Verfügung, kann die Verdauung durch die basischen Säfte von Galle und Bauchspeicheldrüse nur ungenügend erfolgen. Als Folge gelangt die unzureichend verdaute Nahrung in die folgenden Darmbereiche und behindert deren Motilität. Verstopfung, Blähungen und Völlegefühl sind die unschönen Folgen.

Wechseljahresbeschwerden

Wechseljahresbeschwerden, auch klimakterisches Syndrom genannt, entstehen durch einen rapiden Abfall an weiblichen Hormonen (Östrogenen) aufgrund nachlassender Funktion der Eierstöcke, die Phase kann zwischen sechs Monaten und drei Jahren dauern. Wechseljahresbeschwerden sind durch Hitzewallungen, Schweißausbrüche, Schwindel, Herzrasen, Reizbarkeit, Nervosität und depressive Stimmungen geprägt. Bis zu den Wechseljahren kann die Frau überschüssige Säuren regelmäßig auch über die Menstruation abgeben und somit ihren Körper einer gewissen Reinigungsfunktion unterziehen. Mit Einbruch der Wechseljahre entfällt diese Möglichkeit, der Körper muss dem Übermaß an Säuren mittels basischer Stoffe, die dem Knochen entzogen werden, Herr werden. Osteoporose und der Witwenbuckel können entstehen. Die allgemeine saure Stoffwechsellage lässt auch gerne trübe Stimmungen wie Depressionen, Unruhe und Nervosität aufkommen.

Zähne

Die Zähne speichern ebenso wie die Knochen lebenswichtige Mineralien wie Calcium. Bei einer Übersäuerung des Körpers werden zum Ausgleich der Säuren basische Mineralstoffe aus Zähnen und Kieferknochen entzogen, eine Verarmung an diesen Mineralien ist die Folge. Karies und Parodontose sind unausweichliche Konsequenzen, es kann sogar zum Zahnverlust kommen. Zudem schädigt die aggressive Wirkung von saurem Speichel direkt den Zahnschmelz.

Hinweis

Bezüglich der im Folgenden gemachten Ausführungen dürfen die Leser darauf vertrauen, dass die Autorin große Sorgfalt darauf verwendet hat, dass die Angaben in diesem Buch dem neuesten Stand der Wissenschaft entsprechen.

Die Erkenntnisse in der Medizin und Pharmazie sind jedoch niemals statisch, sondern unterliegen einem fortlaufenden Entwicklungsprozess. Alle Angaben können von daher immer nur dem aktuellen Wissensstand zum Zeitpunkt des Erscheinens des Buchs entsprechen. Deshalb kann die Autorin für die gemachten Angaben keinerlei Verantwortung und Gewähr übernehmen.

Die Durchführung der in diesem Buch empfohlenen Anwendungen erfolgt auf eigene Gefahr des Benutzers. Die Autorin übernimmt keine Haftung für Personen-, Sach- und Vermögensschäden aufgrund der Ausführung der hier erteilten Ratschläge.

Krankheit als Chance

Krankheit ist fast schon die logische und zwangs-
läufige Folge einer lang andauernden Kette von
ungesunder Ernährung, zu viel Stress, Bewegungsmangel und fehlender Entspannung. Denn
Gebrechen aller Art befallen uns nicht urplötzlich
aus heiterem Himmel und gehören nicht automa-
tisch zum Lebenslauf wie Geburt und Tod, sondern diese sind nur der Endpunkt eines jahrelang
anhaltenden Prozesses einer falschen Lebensweise. Zunächst befinden wir uns in einem schleichenden Vorstadium der allgemeinen Disharmonie, das sich über viele Jahre oder sogar Jahrzehnte
hinziehen kann und mit unklaren Beschwerden
wie Müdigkeit und Konzentrationsschwäche einhergeht. Erkennen wir nicht die Warnfunktion
solcher Symptome und strafen diese mit Missach-
tung, so münden diese Beschwerden irgendwann
in ernsten Krankheiten.

Denn die Leiden von heute sind stets auch die
Überschreitung der Naturgesetze von gestern.
Und Krankheiten stellen immer auch leidvolle
Versuche unseres Körpers dar, mit schwierigen
Situationen fertig zu werden und uns zur Umkehr
zu rufen. Werden wir aber krank, reagieren wir
zunächst hilflos und mit Ablehnung.

Denn Krankheit passt nicht in die heutige moderne Zeit, in der nur Jugend, Schönheit und Leistung zählen und als erstrebenswert gelten.

Wer krank ist, gerät schnell aufs Abstellgleis und fühlt sich oft genug selbst noch schuldig und als Versager im Spiel des Lebens. Statt in uns zu horchen, verleugnen wir die Krankheit, überdecken und maskieren diese mit einem Sammelsurium an Medikamenten und überspielen sie mit noch mehr Aktivitäten. Dies ist jedoch völlig falsch und stellt keine angemessene Reaktion auf eine nicht sinnlos ins Leben getretene Erkrankung dar. Denn wird eine Krankheit nur unterdrückt, bricht sie bald schon wieder hervor, meist noch schwerer als zuvor. Was dann noch von uns übrig bleibt, ist nur noch ein Schatten von uns selbst und ein trauriger Abklatsch dessen, was wir einmal waren und sein könnten.

Wenn die Krankheit uns also geißelt und plagt, sollten wir diese keineswegs abweisen, sondern sie wie einen willkommenen Gast zu Tisch bitten und hören, was sie uns zu sagen hat. Mögen wir die Krankheit als einen Lehrmeister ansehen, der uns unser Leben Revue passieren lässt. So können wir die Bedeutung und den Sinn der Leiden erkennen, und verstehen, dass es auch heilsam und *„gesund"* sein kann, zu erkranken - auch wenn dies zunächst ein Widerspruch zu sein scheint.

Denn erst durch Krankheit lernt man den Wert der Gesundheit zu schätzen und erwirbt ein Gefühl für dieses höchste Gut. Krankheiten wollen uns nicht beugen und grämen, sondern unseren Geist heben und erweitern. Leiden bedeutet Läuterung und Umkehr. Der Leidensdruck, der durch vielfältige Beschwerden erzeugt wird, ist für jeden einzelnen unterschiedlich groß - erst wenn die Bahnen unseres bisherigen Lebens verlassen werden, hat die Krankheit ihren Sinn und ihren Zweck erreicht.

Krankheit muss keineswegs ein Endpunkt sein - sie sollte jedoch stets ein Wendepunkt in unserem Leben sein. Krankheit ist gleichzeitig auch immer der Beginn der Heilung, und birgt die große Chance, neu zu beginnen. Dieser Aufbruch und Neubeginn kann mitunter schmerzhaft sein, bedeutet Heilung doch stets auch einen Loslösungsprozess und eine Befreiung von alten Lastern. So müssen wir uns häuten wie eine Schlange - und die alte, verbrauchte Haut von gestern ohne Reue und ohne Trauern wie eine leere Hülle hinter uns lassen, um bereit zum Neubeginn zu sein.

Heilung ist möglich

Was ist Heilung? Am Anfang der Heilung müssen stets die Einsicht und der Wille stehen, alte Pfade zu verlassen und das bisherige Leben zu ändern. Schon Hippokrates formulierte in der fernen Antike eine Weisheit, die so aussagekräftig ist und mehr denn je Gültigkeit besitzt: *„Wenn du nicht bereit bist, dein Leben zu ändern, kann dir nicht geholfen werden."* Würde heutzutage ein Arzt seinen Patienten dieses Postulat unterbreiten - vermutlich wäre sein Wartezimmer leer wie ein verlassenes Haus und die Patienten würden schreiend Reißaus nehmen. Denn schon das Wort Patient, das aus dem Lateinischen stammt, und geduldig und erleidend bedeutet, drückt die Passivität eines Zustands aus, in die der Erkrankte geraten ist. Er erduldet die Krankheit mit stoischer Ruhe, und wartet auf baldige Besserung seines Zustands. Er tritt an den Arzt heran, mit der Absicht, diesem die Verantwortung zu übertragen und diesen *„machen"* zu lassen.

Der Arzt, er wird es schon richten, und die Fehler und Sünden der Vergangenheit - die Ursachen der Krankheit - ausbügeln. Und der Arzt ist scheinbar willig, diesen Wunsch zu erfüllen, scheint dies doch zunächst die einfachste Möglichkeit und entspricht dem Wunsch des Patienten. Eilig zückt der Arzt den Rezeptblock und verschreibt Medikamente, die rasche Heilung versprechen.

Jedoch ist der einfache, schnelle Weg noch nie der beste gewesen, und hat selten zum Ziel geführt. Um zu den Sternen zu gelangen, muss der harte und steinige Weg erklommen werden. Und der liegt zunächst in der Selbsterkenntnis, dass man sein Schicksal selbst in die Hände nehmen muss. Der Arzt kennt uns nur flüchtig, unsere Vorgeschichte und unsere Lebensweise sind ihm kaum vertraut.

Wir selbst aber wissen um unsere Vergangenheit - wer wir waren, wer wir sind und wer wir sein wollen. Mögen wir also den Arzt in uns selbst wecken. Unerkannte und unbändige Heilkräfte stecken in jedem von uns, wir müssen nur bereit sein, diese zu erkennen, und unseren Weg und die eingeschlagene Richtung ändern.

Gewillt müssen wir sein, uns von alten Gewohnheiten, die auf uns lasten wie eine zweite Haut, oder wie ein Kostüm, das uns zu eng geworden ist, zu trennen. Wir müssen wieder vergegenwärtigen, dass wir uns selbst Aufgabe, Pflicht und Verantwortung sind. Uns und unseren Körper sollen wir pflegen und hegen wie eine zarte Pflanze, damit sie blüht, und gedeiht und uns Freude bereitet - und nicht traurig und vergessen in einer dunklen Ecke ihr Dasein fristet und vor lauter Kummer die Blätter hängen lässt und unbemerkt verwelkt. Ziel ist die Heilung auf allen Ebenen, Harmonie mit uns selbst, ein Zustand des körperlichen und seelischen Wohlbefindens.

Gesundheit ist aber mehr als das Fehlen von Krankheit und Leiden, sondern auch das Vorhandensein von Lebensfreude und Ausgeglichenheit. Gesundheit bedeutet Einklang und eins sein mit sich und der Welt - ein Leben in Balance und im Gleichgewicht, der Zeiger der Waagschale schlägt weder nach oben noch nach unten aus.

Weder eine Unter- noch eine Überversorgung mit Nahrung liegt vor, weder ein zu viel noch ein zu wenig an Bewegung. Weder Stress und Hast, noch Langeweile und Monotonie. Weder Überforderung und Zuviel an Arbeit, jedoch ausreichend und sinnvolle Aufgaben. Weder innere Anspannung und Aggression, noch Gleichgültigkeit und Depression.

Ein Zustand der Freude und der Unbekümmertheit, der Schwerelosigkeit und des Freiseins von Ängsten und Kümmernissen - dies ist keine Utopie, sondern unser eigentlicher Idealzustand, in dem wir uns ständig befinden sollten. Heilung ist immer ganzheitlich und auf den gesamten Menschen gerichtet, Ziel ist eine Einheit von Körper, Geist und Seele. Nicht nur unser Körper, sondern auch unsere Seele und unser Geist schreien nach Heilung. Unser Geist will gefordert und gefördert werden und nicht durch tägliches Schauen in die Mattscheibe und stundenlanges Surfen im Internet gelangweilt, abgestumpft und in einen Zustand der Passivität versetzt werden. Unsere Seele verlangt nach Frieden mit uns und unseren Mitmenschen. Konkurrenzkampf und Neid sind Gift für unser seelisches Wohlbefinden.

Mögen wir den Durst von Körper, Geist und Seele stillen und diesen die geeignete Nahrung und die passenden Heilmittel reichen. Eine Leichtigkeit ist der erstrebenswerte Zustand, der nicht nur erahnt wird, sondern unser ständiger Begleiter ist.

Es gibt keinen Königsweg zur Heilung, die Wege sind verschieden und vielfältig, so wie jeder Mensch ein einzigartiges Individuum ist. Der Weg besteht aber immer darin, unser Fehlverhalten zu erkennen und zu ändern. Selbsterkenntnis ist der erste Schritt zur Besserung. Wir müssen die Gleichgültigkeit gegenüber uns selbst und unserem Körper aufgeben, und die durch Messer und Gabel erfolgende Misshandlung unseres Körpers endlich aufgeben. Die Richtung, die uns die Natur vorgibt, ist die wahre - eine naturgemäße Lebensweise. Je mehr wir uns von dieser authentischen und ursprünglichen Lebensweise entfernen, desto kränker werden wir - allen Errungenschaften der modernen Medizin zum Trotz. Zurück zur Natur heißt also die Devise und das Zauberwort - wir müssen nur unsere Chance ergreifen, die wir jeden Tag aufs Neue und immer wieder erhalten.

Wege aus dem Teufelskreis Übersäuerung durch richtige Ernährung

Ausgleich durch pflanzliche Nahrungsmittel

Zufuhr von Basen, Reduzierung von Säuren

Bei einer bestehenden Übersäuerung des Körpers ist die erste und einfachste Maßnahme die Zufuhr von basenbildender Nahrung, bei gleichzeitiger Reduzierung von säurebildender Kost. Basenbildende Nahrungsmittel sind Lebensmittel, die reich an basischen Mineralstoffen sind und wenig Säure enthalten. Ferner produzieren diese Lebensmittel im Stoffwechsel keine Säuren.

Was aber ist die ideale Ernährung zur Wiederherstellung eines ausgeglichenen Säure-Basen-Haushalts? Des Rätsels Lösung ist frisches Obst und Gemüse - diese Nahrungsmittel spielen nicht nur aufgrund ihres hohen Mineralstoff- und Vitamingehalts sowie aufgrund der sekundären Pflanzeninhaltsstoffe wie Flavonoiden eine ganz wichtige Rolle in der Gesundheitsprävention - sondern auch hinsichtlich der Wiederherstellung oder Erhaltung eines ausgeglichenen Säure-Basen-Haushalts.

Als Faustregel gilt, dass die meisten pflanzlichen Lebensmittel basenbildend wirken, d. h. ein Großteil der Gemüse- und Obstsorten, sowie auch Kräuter und Keimlinge sind empfehlenswert.

Im Folgenden werden die wichtigsten gesunden Basenbildner aus dem Gemüse- und Obstreich genannt - die Liste erhebt jedoch keinerlei Anspruch auf Vollständigkeit.

Warum gerade Obst und Gemüse

Frisches Obst und Gemüse wirkt im Körper fast immer basenbildend. Der hohe Mineralstoffgehalt an Magnesium, Natrium, Kalium, Calcium und Eisen ist verantwortlich für die basische Wirkung. Da Obst und Gemüse nur wenig saures Eiweiß enthält, kommt die basische Wirkung voll zum Tragen.

Gemüse - Eine Auswahl gesunder Basenbildner

Aubergine, Blumenkohl, Bohne, Brokkoli, Chinakohl, Fenchel, Frühlingszwiebel, Grünkohl, Gurke, Karotte, Kartoffel, Knollensellerie, Kohlrabi, Lauch, Mangold, Meerrettich, Okraschoten, Pastinake, Petersilienwurzel, Radieschen, Rettich, Rhabarber, Romanesco, Rote Beete, Rotkohl, Schwarzer Rettich, Schwarzwurzel, Spinat, Spitzkohl, Staudensellerie, Süßkartoffel, Tomate (roh), Topinambur, Wassermelone, Weißkohl, Wirsing, Zucchini, Zuckerschote

Salat - Grüne Basenbildner

Chicorée, Eisbergsalat, Endivien, Friséesalat, Kopfsalat, Portulak, Radicchio, Rucola

Kräuter und Gewürze - Basenbildende Geschmacksstoffe

Basilikum, Bohnenkraut, Chili, Dill, Fenchel, Ingwer, Kamille, Kardamom, Kerbel, Koriander, Kresse, Kreuzkümmel, Kümmel, Kurkuma, Lavendel, Liebstöckel, Majoran, Melisse, Muskatnuss, Nelken, Oregano, Paprika, Petersilie, Pfeffer, Pfefferminze, Piment, Rosmarin, Safran, Salbei, Sauerampfer, Schnittlauch, Schwarzkümmel, Thymian, Vanille, Zimt, Zitronenmelisse

Obst - Leckere Basenbildner

Ananas, Apfel, Aprikose, Banane, Birne, Brombeere, Clementine, Cranberry, Dattel, Erdbeere, Feige, Granatapfel, Grapefruit, Guave, Heidelbeere, Himbeere, Johannisbeere, Kirsche, Kiwi, Limette, Litschi, Mandarine, Mango, Maracuja, Mirabelle, Nektarine, Olive, Orange, Papaya, Pfirsich, Pflaume, Preiselbeere, Quitte, Sanddornbeere, Stachelbeere, Sternfrucht, Weintraube, Zitrone, Zwetschge

Trockenobst - Basenbildende Zwischenmahlzeit

Ananas, Apfel, Aprikose, Banane, Birne, Cranberry, Dattel, Feige, Kirsche, Mango, Papaya, Pflaume, Pfirsich, Rosine

Pilze - Basenbildner aus dem Wald

Austernpilz, Egerling, Marone, Morchel, Parasol, Pfifferling, Shiitake, Steinpilz, Trüffel

Samen und Nüsse - Kleine, aber wichtige Basenbildner

Kürbiskerne, Leinsamen, Mandeln, Mohnsamen, Sesam, Sonnenblumenkerne, Walnüsse

Keine Regel ohne Ausnahme

Wie Sie gesehen haben, wirken die meisten Gemüse- und Obstsorten in unserem Körper basenbildend. Von dieser Regel gibt es nur wenige Ausnahmen, die Sie im Auge behalten sollten. So gehören zu den säurebildenden Gemüsesorten getrocknete Erbsen, Mais, Linsen, und auch Hasel- und Erdnüsse. Dennoch müssen Sie diese Gemüsearten und Nüsse nicht von Ihrem Speiseplan verdammen - Sie sollten nur entsprechenden Ausgleich durch genügend basische Nahrung schaffen. Bei den Früchten hingegen können Sie ungetrübtem Genuss frönen, denn alle Obstsorten werden in unserem Körper zu Basen verstoffwechselt.

Neutral reagierende Gemüsesorten

Es gibt auch einige Gemüsesorten, die in unserem Körper weder basisch noch sauer verstoffwechselt werden, sondern neutral reagieren. In diese Reihe gehören z. B. Feldsalat, Knoblauch und Zwiebeln.

Die 5er Regel

Die 5 am Tag-Regel ist spielend leicht in Ihren Alltag zu integrieren. Denn die 5er Regel besagt ganz einfach, dass Sie mindestens fünf Portionen (eine Portion entspricht eine Handvoll) Obst und Gemüse am Tag essen sollten. Dies kann ganz ohne Zwang geschehen, denn die fünf Portionen sind ohne großen Aufwand in die Hauptmahlzeiten einzugliedern. Und auch als kalorienarme Zwischenmahlzeit schmeckt das gesunde Bunt. Denn Obst und Gemüse - möglichst vielfältig zubereitet - versorgt unseren Körper mit wichtigen Inhaltsstoffen - und spielt eine ganz wichtige Rolle in der Prävention ernährungsbedingter Krankheiten.

Gemüse und Obst möglichst frisch kaufen und gleich zubereiten

Der Vitamin- und Mineralstoffgehalt - und damit auch die basenbildende Wirkung - von Obst und Gemüse ist abhängig von der Frische und Qualität der entsprechenden Produkte. Daher ist es ratsam, dass Sie beim Kauf von Obst und Gemüse dessen Frische und Qualität kritisch prüfen. Kaufen Sie Obst und Gemüse je nach Saison, und geben Sie heimischen Produkten den Vorzug. Denn ein unter Umständen wochenlanger Transport von Obst und Gemüse beeinträchtigt dessen Qualität stark, und ist zur Haltbarmachung oft starker chemischer Behandlung ausgesetzt. Und die typischen Wintergemüse wie Grünkohl schmecken in der kalten Jahreszeit einfach am besten. Und wenn Sie dann noch Obst und Gemüse aus biologischem Anbau in Ihre Einkaufstasche stecken, haben Sie alles richtig gemacht.

Denn ökologisch produziertes Obst und Gemüse schont nicht nur unsere Umwelt, sondern enthält auch einen höheren Anteil an Vitaminen und Mineralstoffen, bei gleichzeitig geringerer chemischer Belastung. Im Winter dagegen ist auch Tiefkühlgemüse eine wertvolle Alternative und Abwechslung zum Frischgemüse.

Obst und Gemüse enthält nicht nur wichtige Basen

Nicht nur in Bezug auf den Säure-Basen-Haushalt leistet Gemüse und Obst einen wichtigen Beitrag zur Gesunderhaltung unseres Körpers. Obst und Gemüse kann noch viel mehr: Es ist auch reich an sogenannten sekundären Pflanzenstoffen. Diese hochwirksamen Helfer aus der Natur schützen unsere Gesundheit auf vielfältige Weise: So schützen Carotinoide in der Möhre unsere Gesundheit, ebenso Polyphenole in Trauben, Sulfide im Knoblauch und Terpene in Zitrusfrüchten. Wer regelmäßig diese bioaktiven Stoffe zu sich nimmt, senkt sein Risiko, an Krebs, Diabetes und Herz-Kreislauf-Erkrankungen zu erkranken. Neben den sekundären Pflanzeninhaltsstoffen enthält frisches Obst und Gemüse natürlich auch noch jede Menge Vitamine.

Die ausreichende Zufuhr von Vitaminen ist deshalb so wichtig, da der Körper diese selbst nicht synthetisieren kann, diese aber lebenswichtige Funktionen übernehmen - so stärken Vitamine bekanntermaßen unser Immunsystem und sorgen für eine intakte Funktion unseres Stoffwechsels.

Basisch essen - Auch im Büro klappt's

Auch im Büro kann's basisch zugehen. Es müssen nicht immer belegte Brötchen und süße Riegel vom Kiosk an der Ecke sein. Nehmen Sie sich reichlich Obst für zwischendurch an den Arbeitsplatz mit und naschen Sie nebenbei Mandeln, Oliven und Trockenobst. Als Muntermacher sollten Sie nicht zur Kaffeekanne greifen, sondern Salat und Wasser bevorzugen - und lieber einmal mehr die steifen Glieder recken und strecken. In der Kantine lassen Sie Salat, Gemüse und Kartoffeln zur Regel werden - Fleisch, Nudeln und Eiern zeigen Sie dagegen besser die kalte Schulter.

Gemüse und Obst - Kalorienarmer Genuss ohne Reue

Gemüse und Obst sind auch deshalb als wichtiger Bestandteil unserer Ernährung zu empfehlen, weil sie meist nur einen geringen kalorischen Gehalt besitzen. Gleichzeitig enthalten sie aber die so wertvollen Ballaststoffe, die doppelt positiv in Erscheinung treten: Zum einen sorgen die Ballaststoffe durch einen Volumenreiz für eine gesunde, natürliche Darmfunktion und Verdauung, zum anderen haben sie eine lang anhaltende Sättigung zur Folge. Und dienen so auf ganz einfache und natürliche Weise der schlanken Linie.

Die Kartoffel - Klarer Sieger unter den basenbildenden Gemüse- und Obstsorten

Als klarer Sieger unter den basenbildenden Gemüse- und Obstsorten geht eindeutig die Kartoffel hervor. Denn als Beilage landen - neben anderem Gemüse - neben der Kartoffel alternativ Nudeln oder Reis auf dem Teller. Während diese jedoch säurebildend wirken, entfaltet die Kartoffel eine stark basenbildende Wirkung. So zeichnet sich die Kartoffel durch einen außerordentlich hohen Kaliumgehalt aus und ist deshalb ein unverzichtbarer Basenlieferant. Die Superknolle enthält neben den wertvollen Basen aber auch reichlich gesundes Vitamin C, B-Vitamine, Ballaststoffe und pflanzliches Eiweiß, das von unserem Körper besonders gut verwertet werden kann. Ein ganz einfacher Schritt in Richtung einer gesunden Ernährung ist es also, Reis, Nudeln oder Brot vermehrt gegen die gesunde Kartoffel auszutauschen. Ein weiteres Plus für die Ackerfrucht ist, dass sie Alt und Jung meist ausgezeichnet schmeckt und auf ganz vielfältige Weise zubereitet werden kann. Wichtig ist aber, dass Sie die Knolle als Pellkartoffeln zubereiten. Salzkartoffeln, die geschält in Wasser gekocht werden, enthalten weniger basische Mineralien, da diese größtenteils mit dem Kochwasser weggeschüttet werden.

Kräuter - Kleine, aber feine Basenlieferanten

Kräuter entfalten, bedingt durch ihren hohen Mineralstoffgehalt, eine stark basische Wirkung. Auch getrocknete Kräuter dienen als Basenlieferanten, denn sie verlieren bei richtiger Trocknung ihre Mineralstoffe nicht. Besonders zu erwähnen sind Thymian, Dill, Majoran, Kümmel und weißer Pfeffer. Vergessen Sie also bei der Zubereitung Ihrer Speisen diese schmackhaften basischen Helfer nicht - würzen diese doch geschmackvoller und intensiver als das gefährliche Salz und sind zudem sehr gesund.

Oliven - Mediterraner Genuss

Ein ganz besonders imposanter Basenbildner ist die Olive. Die kleinen Früchte bilden nicht nur aufgrund ihres Gehalts an ungesättigten Fettsäuren einen wichtiger Bestandteil der mediterranen Ernährung - die besonders einem gesunden Herzen dient - sondern sie enthalten auch viele Mineralstoffe, vor allem Kalium. Im Handel können Sie schwarze und grüne Oliven erwerben. Bei den grünen Steinfrüchten handelt es sich um unreife Früchte, die reifen Oliven dagegen sind schwarz oder violett/braun. Beim Kauf von schwarzen Oliven sollten Sie unbedingt darauf achten, dass Sie echte voll ausgereifte Früchte kaufen, denn oft werden grüne, mit Eisengluconat schwarz gefärbte Oliven verkauft. Ernährungswissenschaftler raten, täglich sieben Oliven zu verzehren.

Erdmandeln - Basis für ein gesundes Frühstück

Während die meisten Getreidearten, aus denen sich ein Frühstücksmüsli zusammensetzt, sauer verstoffwechselt werden, stellen Erdmandeln eine wohltuende Ausnahme dar. Erdmandeln werden basisch verstoffwechselt und legen damit schon am Morgen den Grundstein für einen ausgeglichenen Säure-Basen-Haushalt. Erdmandel? - Noch nie gehört, werden Sie vielleicht sagen. Die Erdmandel (auch Chufa genannt) ist eine im Mittelmeergebiet heimische Pflanzenart aus der Gattung der Zypergräser. Neben basischen Inhaltsstoffen besteht die Erdmandel zu mehr als 25 % aus wertvollen ungesättigten Fettsäuren. Und die enthaltenen Ballaststoffe sättigen schon am Morgen ausreichend und verhindern unangenehme Hungergefühle. Es lohnt sich also, die Erdmandel näher kennenzulernen und in den Speiseplan einzubauen.

Sprossen und Keimlinge - Basische Vitaminbomben

Frische Sprossen und Keimlinge gehören zu den besten Basenlieferanten, weshalb sie als wertvolle Ergänzung in Ihren täglichen Speiseplan aufgenommen werden sollten. Sprossen und Keimlinge sind hervorragend geeignet, um uns im Winter mit Vitaminen und Mineralstoffen zu versorgen.

In der kalten Jahreszeit, in der die meisten Gemüsesorten aus fernen Ländern oder dunklen Kellern stammen, können Sie die Sprossen ganz einfach auf der eigenen Fensterbank wachsen lassen, von welcher aus sie dann direkt auf Ihren Teller gelangen. Es ist kinderleicht, Sprossen zu ziehen, außerdem gibt es diese in Naturkostläden und mittlerweile auch in vielen gut sortierten Supermärkten zu kaufen. Die bekanntesten Sorten sind Amaranth, Bockshornklee, Quinoa sowie Mungobohnen und Sojasprossen.

Säfte - Unkomplizierter basischer Genuss

Eine tolle Wirkung für Ihre Gesundheit können Sie ohne großen Aufwand erzielen, indem Sie regelmäßig Obst- und Gemüsesäfte trinken. Am besten nehmen Sie Säfte in Form von frisch gepressten Säften oder Direktsäften zu sich, denn dann enthalten diese den größten Anteil an Vitaminen, Mineral- und Ballaststoffen. Als Konzentrate sind die Säfte oft thermisch behandelt oder gefiltert, wodurch ein nicht unerheblicher Teil der wertvollen Inhaltsstoffe verloren geht. Und lassen Sie sich niemals von der Mogelpackung *„Nektar"* täuschen, denn dieser enthält oft viel Zucker (bis zu 20 %) und wenig Frucht. Also nehmen Sie sich beim Kauf lieber Zeit und studieren genau die Etiketten. Außerdem empfiehlt es sich, Säfte zu verdünnen, denn durch Verdünnen der Säfte reduzieren Sie die kalorische Belastung und genießen einen energiearmen Drink.

Aus Großmutters Kochbuch - Alte Gemüsesorten neu entdeckt

Teilten sich alte Gemüsearten wie Pastinaken, Erdkohlraben und Schwarzwurzeln in früheren Zeiten den Ruf des Arme-Leute-Essens und halfen, in Kriegszeiten zu überleben, so haben sie heute ihren großen Auftritt vor allem im Winter. Diese heimischen Gemüsesorten, die der Kälte trotzen, müssen nicht aus fernen Ländern eingeflogen werden und leisten so einen wertvollen Beitrag zum Umweltschutz. Da sie nicht um die halbe Welt transportiert werden müssen, sind Vitamine und Mineralstoffe noch weitgehend erhalten, außerdem sind sie kaum mit Pflanzenschutzmitteln behandelt. Die mitunter schrumpelig und knorzig ausschauenden Wurzeln liefern ein exzellentes Erlebnis für die Geschmackssinne und stärken gerade im Winter aufgrund ihrer wertvollen Inhaltsstoffe die Abwehrkräfte. Die alten Gemüsesorten finden Sie kaum im üblichen Supermarktsortiment, kaufen Sie diese daher direkt vom Hof oder auf Bauernmärkten.

Meerrettich - Verdammt scharf und gesund

Das typische Wintergemüse ist nicht nur eine sehr pikante Delikatesse, sondern obendrein noch sehr gesund. So enthält Meerrettich doppelt so viel Vitamin C wie die Zitrone, ist also ein regelrechter Vitaminprotz. Dank seines hohen Anteils an natürlichen Senfölen, die auch für den scharfen Geschmack und das intensive Aroma verantwortlich sind, tötet Meerrettich alle Krankheitskeime ab.

Aus diesem Grund hat der natürliche Bakterien-killer auch seinen Beinamen *„Antibiotikum aus dem Garten"* erhalten. Ein hoher Gehalt an den Mineralstoffen Calcium, Kalium und Magnesium bewirkt außerdem Schutz für Knochen, Nerven und Herz. Meerrettich schmeckt köstlich als Soße zu Fleisch und Fisch.

Rote Beete - Gesundheit in Knallfarbe

Unsere Urgroßmütter kannten und verwendeten sie in köstlichen Rezepten, danach war die Rote Rübe längere Zeit in Vergessenheit geraten. Jetzt wird die Rübe aufgrund ihres zarten Geschmacks und ihrer Wirkung für die Gesundheit wieder neu entdeckt. Allein der rote Farbstoff, das Betanin, wirkt in ausgeprägtem Maße zellschützend und schützt vor bestimmten Krebsarten. Außerdem ist das Wintergemüse gut fürs Blut, da es reich-lich Folsäure enthält, welches für die Blutbildung mitverantwortlich ist. Rote Rüben wirken ferner harntreibend, regen Galle und Leber an und för-dern die Verdauung. Rote Beete wird im Allgemei-nen süßsauer eingelegt bevorzugt - Sie sollten sich aber auch mit der milchsauer vergorenen Variante anfreunden, da diese besonders basisch wirkt und zudem für eine gesunde Darmflora sorgt.

Kreuzblütler machen Krebszellen schwach

Kreuzblütler wie Brokkoli, Blumenkohl, Rosenkohl oder Grünkohl besitzen einen hohen Gehalt an Isothiocyanaten - der unaussprechliche Name steht für Inhaltsstoffe, die eine besonders gute Krebsschutzwirkung entfalten, vor allem gegen Blasen- und Bauchspeicheldrüsenkrebs. Isothiocyanate schützen Körperzellen vor Schäden im Erbgut und können sogar unkontrolliert wachsende Zellen vernichten. Daneben sind Kreuzblütler auch reich an Mineralstoffen und Vitaminen. Bauen Sie diese Medizin aus der Natur öfters in Ihren Speiseplan ein und garen Sie das gesunde Gemüse nur kurz, um die wertvollen Inhaltsstoffe zu erhalten.

Frisches Obst - Idealer Einstieg in den Tag

Einen optimalen Einstieg in den neuen Tag sichern Sie sich durch den Verzehr von reichlich frischem Obst als Frühstück. Die gesunden Früchte schmecken morgens am besten, und stellen eine ideale Ergänzung zu Müsli und Joghurt dar. Ein vorzüglicher Gaumengenuss ist beispielsweise die Ananas, die neben vielen basischen Stoffen auch das Enzym Bromelain enthält. Enzyme spalten die Nahrung in die einzelnen Bestandteile auf, helfen bei der Fettverbrennung und unterstützen so jede Diät. Mit dem Genuss von frischem Obst am Morgen schaffen Sie sich schon am Start vom Tag das Rüstzeug für den bevorstehenden Tag.

Ein Apfel am Tag

Der Spruch *„ein Apfel am Tag, und mit Ärzten keine Plag"* ist nicht einfach aus der Luft gegriffen, sondern birgt so viel Wahrheit. Nicht zu Unrecht ist der Apfel mit Abstand die beliebteste Frucht der Deutschen. Über 30 Vitamine, Mineralstoffe und Spurenelemente sind in der heimischen Frucht gespeichert, nicht zu vergessen sind auch die wertvollen Flavonoide. Und in der gesunden Frucht steckt noch mehr Gutes. So enthalten Äpfel auch Pektin - ein natürlicher Bestandteil von Zellwänden - und Pektin senkt den Cholesterolspiegel, bindet Schadstoffe und führt zu deren Ausschwemmung. Da bis zu 70 % der Vitamine und Mineralstoffe in der Schale sitzen, sollte man Äpfel stets ungeschält genießen. Da Äpfel leider aber oft sehr stark chemisch behandelt sind, ist es ganz wichtig, dass Sie diese gründlich waschen und abtrocknen. Und kaufen Sie am besten heimische Äpfel aus biologischem Anbau.

Aprikosen - Klein, aber oho

Aprikosen schmecken verführerisch und duften herrlich, haben aber noch mehr an wertvollen Inhaltsstoffen zu bieten. Durch den hohen Gehalt an natürlichen Carotinoiden beugen sie Krebserkrankungen vor, schützen auf natürliche Weise die Haut vor UV-Strahlung und verhindern Ablagerungen in den Arterien. Das reichlich enthaltene Vitamin B 5 (Niacin) stärkt unsere Nerven, Folsäure dagegen regt die Blutbildung und die Zellerneuerung an. Verzehrt man regelmäßig Aprikosen, wird auch die Haut glatter und praller.

Bananen - Basische Sattmacher

Die krumme Frucht ist ein regelrechter Power-
spender. Denn Bananen enthalten jede Menge
Magnesium und Kalium, die Herz, Muskeln
und Nerven stärken. Außerdem steckt in Bananen auch das Glückshormon Serotonin, das uns
auch an dunklen Tagen glücklich macht. Bananen
enthalten wenig Fett, dafür aber satt machende
Ballaststoffe - so macht die basische Frucht satt,
aber nicht dick und eignet sich mitunter sogar als
Ersatz für eine Mahlzeit. Bananen versorgen uns
aufgrund ihrer kurzkettigen Kohlenhydrate rasch
mit Energie und helfen wirksam gegen Heißhun-
ger-Attacken.

Datteln - Basischer Leckerbissen für zwischendurch

Datteln - die Frucht aus heißen, trockenen Ländern - sind zuckersüß und bieten für Naschkat-
zen eine gesunde Alternative zu Schokolade und
Eis. Obwohl Datteln einen Zuckergehalt von ca.
70 % enthalten, sind sie trotzdem keine Dickma-
cher und enthalten deutlich weniger Kalorien als
Süßigkeiten und Nüsse. Durch einen hohen Anteil an leicht verdaulichem Zucker und Eiweiß
besitzen Datteln einen sehr hohen Nährwert und
liefern zudem wichtige Mineralstoffe und Vitamine. Datteln sind also ein gesunder Snack und eine
wertvolle Alternative zu Schokolade und Bon-
bons.

Trauben - Geballte Kraft

Trauben schmecken nicht nur vorzüglich, sondern sind auch Alleskönner für unsere Gesundheit. So eignet sich beispielsweise eine Traubendiät hervorragend zur Gewichtsreduktion - vor allem im Herbst, zur Erntezeit, bietet sich eine Traubenkur an, die uns fit macht für die kalte Jahreszeit. Aber Trauben haben noch mehr zu bieten: Die Schalen der Trauben sind reich an Ballaststoffen, wodurch eine gesunde Verdauung gefördert wird. Trauben enthalten zudem große Mengen der Mineralstoffe Magnesium und Kalium. Und besonders rote Trauben enthalten Polyphenole, das sind Farbstoffe, die Herz und Kreislauf schützen. Trauben sollten Sie wegen der starken Belastung an Pflanzenschutzmittelrückständen ausschließlich aus kontrolliert-biologischem Anbau erwerben.

Die Basics für eine gesunde Ernährung

- Süßigkeiten, Chips und andere Knabbereien - nur ganz sparsam genießen
- Öle, Fette, Nüsse - täglich, aber nur mit Maß
- Milch, Milchprodukte, Eier, Fleisch, Fisch - täglich in ausreichendem Maß
- Getreideprodukte (am besten Vollkorn), Kartoffeln, Hülsenfrüchte - zu jeder Hauptmahlzeit
- Gemüse und Früchte - mindestens 5 am Tag
- Getränke - ungesüßt und über den ganzen Tag verteilt

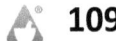

Die Nahrungsmittelpyramide

Die Basis der sogenannten Nahrungsmittelpyramide ist Wasser, getrunken über den ganzen Tag verteilt. Ohne ausreichendes Wasser ist kein menschliches Leben möglich, wir benötigen das kühle Nass wie die Luft zum Atmen. Alle Organe benötigen für ihre vielfältigen Aufgaben Wasser, der Stoffwechsel kann nur bei genügender Flüssigkeitszufuhr seinen zahlreichen Funktionen nachkommen. Trinken wir zu wenig, ist die Blutzirkulation beeinträchtigt, Kreislaufprobleme bis hin zur Verwirrtheit sind die Folgen.

Zweiter Teil der Nahrungsmittelpyramide stellt mit breiter Basis die Gemüse- und Obstabteilung dar. Gemüse und Obst versorgt unseren Körper mit ausreichend Vitaminen, Mineralstoffen, Spurenelementen und den so wichtigen sekundären Pflanzeninhaltsstoffen - bei gleichzeitiger Zufuhr von Ballaststoffen und niedriger kalorischer Belastung.

Ein Verzehr von 5-10 Portionen Gemüse und Obst pro Tag wird als ideal angesehen.

Die Pyramide verengt sich zunehmend und verschmälert sich: Als nächste Stufe finden wir die Kohlenhydrate, die unseren Körper mit Energie versorgen und welche die am leichtesten verfügbare Energiequelle darstellen. Bevorzugt sollten Sie möglichst wenig verarbeitete Vollkorngetreide verzehren, da diese reich an Ballaststoffen sowie Mineral- und Nährstoffen sind.

Milch- und Milchprodukte wie Joghurt und Käse liefern unserem Körper an erster Stelle wertvolles Eiweiß, zudem sind sie auch fleißige Calciumspender und sorgen für ein starkes Knochengerüst. 3-6 Portionen an Milchprodukten sollten auf Ihrem täglichen Speiseplan stehen.

Nur in Maßen sollten Sie Fleisch, Fisch und Eier verzehren. Aus der umfangreichen Palette dieser tierischen Lebensmittel sollten Sie dem Fisch Priorität einräumen, aufgrund der so wertvollen und vom Körper nicht selbst produzierten mehrfach ungesättigten Fettsäuren.

Öle und Fette werden von unserem Körper ebenso aufgrund ihres hohen Gehalts an ungesättigten Fettsäuren benötigt, sie sollten jedoch wegen ihrer hohen Kaloriendichte nur sehr sparsam verwendet werden. Öle und Fette sorgen zudem für eine Aufnahme der fettlöslichen Vitamine.

Die süßen Verführer wie Schokolade und Eiscreme sollten besonderen Anlässen vorbehalten sein und keineswegs täglich verzehrt werden. Das gleiche gilt für Knabbereien wie Chips und Flips sowie wie für süße Getränke.

Die wichtigsten Regeln - Kurz und bündig

- Abwechslungsreich essen
- Viel Getreideprodukte (am besten Voll-korn)
- Reichlich Gemüse und Obst
- Milch, Eier und Fleisch nur in Maßen
- Wenig Fett, bevorzugt pflanzliche Fette
- Zucker und Salz - diese versteckten Gifte möglichst meiden
- Viel trinken, am besten Wasser
- Die Nahrung schonend zubereiten
- Ausreichend Zeit nehmen zum Essen
- Bio-Produkte bevorzugen

Trinken Sie sich gesund
Ohne Wasser kein Leben

Ohne Wasser gibt es kein menschliches Leben. Der Mensch kann Wochen ohne Nahrung auskom-men und lange Zeit hungern, auf der anderen Sei-te kann er aber nur wenige Tage ohne Flüssigkeit auskommen. Wasser ist Bestandteil aller Gewebe in unserem Körper. Es dient als Transportmittel für wasserlösliche Stoffe und als Lösungsmittel für fast alle Stoffe in der Zelle. In einem ausge-tüftelten System regelt Wasser auch die Tempera-tur des Körpers, indem es der Körperfläche durch Verdunstung Wärme entzieht. Der Mensch be-steht zu ca. 60 % aus Wasser. Männer haben einen etwas höheren Wasseranteil als Frauen, jüngere Menschen einen höheren als ältere.

Genügend Flüssigkeit zuführen

Als Faustregel gilt, dass ein Erwachsener täglich etwa 2,5 Liter Flüssigkeit zu sich nehmen sollte - eine Menge, die tatsächlich oft drastisch unterschritten wird. Denn Durst tritt als Warnsignal unseres Körpers erst dann auf, wenn schon ein eklatanter Flüssigkeitsmangel vorliegt. Um wirklich auf die benötigte Flüssigkeitsmenge zu kommen, messen Sie sich die Getränke am besten schon morgens ab und trinken diese über den Tag verteilt. Nur so gehen Sie sicher, dass Sie wirklich die geforderte Flüssigkeitsmenge zu sich nehmen. Ohne genügend Flüssigkeitszufuhr kann eine Übersäuerung nicht wirksam bekämpft werden, da die meisten Säuren über die Nieren ausgeschieden werden müssen. Aus diesem Grund sollten Sie stets genügend trinken, damit Ihre Nieren gut durchspült werden und effektiv arbeiten können. Wichtig ist eine gleichmäßige Verteilung der Flüssigkeitsaufnahme über den ganzen Tag. Denn beim Versuch, die gesamte Flüssigkeit auf einmal aufzunehmen, wird zu viel Flüssigkeit mit dem Urin ausgeschieden.

Mineralwasser

Natürliches Mineralwasser stammt aus unterirdischen, vor Verunreinigungen geschützten Wasservorkommen. Es ist gekennzeichnet durch ursprüngliche Reinheit und durch seinen Gehalt an natürlichen Mineralien und Spurenelementen. Einem natürlichen Mineralwasser kann Kohlensäure entzogen bzw. hinzugefügt werden. Entsprechend gibt es Mineralwasser mit oder ohne Kohlensäure.

Heilwasser

Als Heilwasser bezeichnet man Mineralwasser, das Mineralien und Spurenelemente in einer bestimmten Zusammensetzung enthält und als Arzneimittel zugelassen ist. Die heilende Wirkung muss wissenschaftlich nachgewiesen sein.

Welches Mineralwasser ist besonders gesund?

Wichtig ist, dass Sie nur Mineralwasser kaufen, bei dem alle Inhaltsstoffe genau deklariert sind. Vor allem ist auf einen niedrigen Natriumgehalt von unter 200 mg/Liter zu achten - ein Zuviel an Natrium ist für Bluthochdruck mitverantwortlich - Kalium dagegen sollte in etwa in der zehnfachen Menge wie Natrium enthalten sein. Auch die Nitratkonzentration sollte möglichst niedrig sein, mit Werten unter 10 mg/Liter. Ansonsten sollte ein ausgewogenes Verhältnis der Mineralstoffe vorliegen.

Man sollte aber keinesfalls davon ausgehen, alle basischen Mineralstoffe mittels Mineralwasser decken zu können, da die Mineralstoffe im Mineralwasser oft in schwer löslicher, vom Körper nicht optimal zu verwertender Form vorliegen. Je nach Trinkwasser gibt es zwar auch hier Unterschiede, die aber gerade für den Laien nicht ohne Weiteres erkennbar sind.

Mineralwasser mit oder ohne Sprudel?

Da Kohlensäure im Sprudelwasser eine anorganische Säure ist, die auch im Stoffwechsel säuernd wirkt, ist stilles Wasser zu bevorzugen. Ein weiterer Vorteil von stillem Wasser ist, dass man große Mengen trinken kann, ohne lästiges Aufstoßen und Blähungen zu provozieren.

Tut es nicht auch Leitungswasser?

Leitungswasser ist in Deutschland als Lebensmittel eingestuft und wird als solches gut überwacht und streng kontrolliert. Dennoch gibt es je nach Region erhebliche qualitative Unterschiede. Auch von alten Blei- und Kupferleitungen in schlecht sanierten Leitungsnetzen geht eine nicht unerhebliche Gefährdung aus. Daher ist der Einsatz von Wasserfiltern zur Aufbereitung des Trinkwassers sinnvoll.

Getränke - Sorgen Sie für Abwechslung

Der ausschließliche Genuss von Mineralwasser mag Ihnen auf Dauer etwas eintönig vorkommen. Wechseln Sie daher in der Wahl Ihrer Getränke ruhig ab! Kaufen Sie unterschiedliche Mineralwässer, wodurch Sie auch für verschiedene Geschmackserlebnisse sorgen. Auch die meisten Kräutertees wirken basisch. Lassen Sie sich von Ihrer Apotheke Kräutertees mischen, auch bei diesen können Sie regelmäßig wechseln. Die meisten Kräutertees wirken nicht nur basisch, sondern zeigen auch eine entschlackende und entgiftende Wirkung. Auch mit Wasser verdünnte Fruchtsäfte schmecken zu jeder Gelegenheit.

Grüner Tee - Basischer Genuss aus Fernost

Grüner Tee erfreut sich zu Recht hierzulande zunehmender Beliebtheit. Im Unterschied zu Schwarztee werden die Blätter beim grünen Tee nicht oder kaum fermentiert, also keinem Gärungsprozess unterzogen. Dadurch bleiben Vitamine und Mineralstoffe weitgehend erhalten, weshalb der grüne Tee im Organismus eine basische Wirkung entfaltet. Neben dem ausgezeichneten Geschmack des grünen Tees und der basischen Wirkung weiß man zunehmend über die präventive Wirkung des grünen Tees gegen bestimmte Krebsarten Bescheid, die durch die Radikalfängereigenschaften der Gerbstoffe zustande kommen. Grüner Tee enthält zwar auch Coffein, dieses ist jedoch zum Teil an Gerbstoffe gebunden, wodurch das Nervensystem langsam stimuliert wird, und der Kreislauf nicht unnötig aufgeputscht wird.

Brottrunk - Basisch und gesund trinken

Brottrunk - entwickelt vom Bäckermeister Kanne und in Deutschland markenrechtlich geschützt - ist ein milchsaures Gärgetränk, das aus Vollkornbrot gewonnen wird. Das Brot wird hierzu mit Quellwasser versetzt und einem Monate dauernden Gärprozess unterworfen. Brottrunk enthält viele gesunde Milchsäurebakterien, Milchsäure, Vitamine, Mineralstoffe, Enzyme und Spurenelemente. Der pH-Wert vom Brottrunk liegt zwar im sauren Bereich, jedoch wird er basisch verstoffwechselt. Die im Brottrunk enthaltenen Milchsäurebakterien schaffen ein gesundes Darmmilieu, weshalb sich das Getränk hervorragend zur Darmsanierung eignet.

Getränke als Nahrungsmittel

Viele Getränke haben einen so hohen Energiegehalt, dass Sie diese wie Nahrungsmittel behandeln sollten. Dazu gehören auch die immer populärer werdenden Smoothies, bei denen im Gegensatz zu herkömmlichen Fruchtsäften die ganze Frucht (außer Schale und Kern) verarbeitet wird. Auch zuckerhaltige Limonaden, Milch-Shakes und Kakaogetränke haben zum Teil einen so hohen Energiegehalt, dass sie schon eine Mahlzeit ersetzen könnten. Mittlerweile ist bekannt, dass eine hohe Zufuhr zuckerhaltiger Getränke ein eigenständiger Risikofaktor für eine übermäßige Gewichtszunahme darstellt - ein Risikofaktor, der allerdings vergleichsweise einfach zu ändern ist.

Die Milch macht's nicht immer

Ein Großteil der Erwachsenen reagiert nach dem Genuss von Milch mit Beschwerden wie krampfartigen Bauchschmerzen, Blähungen, Völlegefühl oder Durchfall. Schuld an der Rebellion von Magen und Darm trägt der Mangel am körpereigenen Enzym Lactase - Milchzucker (Lactose) kann nicht mehr ausreichend verarbeitet werden, wodurch die typischen Beschwerden hervorgerufen werden. Charakteristisch treten die Beschwerden meist ein bis zwei Stunden nach der Mahlzeit auf. Die Laktoseunverträglichkeit ist keine echte Allergie - dennoch sollten erwachsene Menschen den Genuss von Milch einschränken. Es ist ratsam, Milch nur als Zusatz zu Müsli und in Form von Joghurt oder Käse zu genießen und auf das Trinken von reiner Milch weitgehend zu verzichten. Auch lactosefreie Milchprodukte sind in reicher Auswahl erhältlich.

Regeln rund ums Essen

Geschmack kann man trainieren

Was uns schmeckt, ist zum Großteil durch Erziehung und Gewohnheiten bestimmt - bereits im Mutterleib wird Geruch und Geschmack der von der Mutter konsumierten Speisen auf das Ungeborene übertragen. Davon profitiert die Nahrungsmittelindustrie, die unseren Gaumen an alle erdenklichen Zusatzstoffe und Geschmacksverstärker gewöhnt - der Kunde wird regelrecht süchtig nach Fertigprodukten und kauft diese immer und immer wieder. Unser Geschmackssensorium wird durch Aromastoffe überstimuliert und empfindet bei natürlicher Nahrung keinen ausreichenden Reiz mehr. Das Geschmacksempfinden ist jedoch ausgetüftelt und lässt sich auch wieder umtrainieren. Versuchen Sie, Ihren Geschmack nach und nach an unverfälschte Nahrung zu gewöhnen und erlernen Sie den Genuss naturnaher Kost.

Nach und nach geht's leichter

Beginne nicht mit einem großen Vorsatz, sondern mit einer kleinen Tat, heißt ein weiser Spruch, der auch in Bezug auf unser Essverhalten Gültigkeit hat. Unsere oft über Jahre und Jahrzehnte erworbenen Essgewohnheiten lassen sich nicht von heute auf morgen über den Haufen rennen. Zuviel Antrieb schadet der Sache eher und lässt Sie vorzeitig aufgeben.

Krempeln Sie Ihre Essgewohnheiten langsam und schrittweise um - öfters Fisch anstelle von Fleisch, Datteln am Nachmittag anstelle von Pralinen, und Kartoffeln anstelle von Weißmehl-Nudeln. So kommen Sie langsam, aber sicher ans Ziel.

Abwechslung

Bringen Sie Abwechslung in Ihren Speiseplan und erteilen Sie jeder Eintönigkeit eine klare Absage. So stellen Sie nicht nur sicher, dass Sie von allen Vitaminen, Mineralstoffen und Spurenelementen eine ausreichende Menge zu sich nehmen - gleichzeitig verhindern Sie durch das ständige Wiederholen der Speisen ein Zuviel an Schadstoffen, die in bestimmten Nahrungsmitteln gehäuft vorkommen. Da jedes Lebensmittel auch sein ganz eigenes Spektrum an wertvollen Inhaltsstoffen birgt, ist eine ausgewogene Ernährung immer auch vielfältig und abwechslungsreich. Und Kurzweil im Ernährungsplan macht Spaß und lässt uns die Nahrung nochmals viel besser schmecken.

Essen mit Genuss und Freude

Essen sollte stets ein Genusserlebnis sein, ein Fest für Augen und Gaumen. Lassen Sie also bei Beachtung aller Spielregeln niemals den Genuss außer Augen. Machen Sie jede Ihrer Mahlzeiten zu einem kleinen Fest. Richten Sie ihr Essen auf schönem Geschirr an, zerschneiden Sie es mit edlem Besteck und legen Sie stets schöne Servietten parat.

Warum sollten Sie zu einem schönen Essen nicht auch Kerzen anzünden und im Hintergrund leise und unaufdringlich klassische Musik spielen lassen? Zelebrieren Sie ihre Mahlzeiten, genießen Sie diese. Studieren Sie nicht zwanghaft Kalorien- und Ernährungstabellen, sondern hören Sie auf Ihren Instinkt, der Ihnen den richtigen Weg weist. Sich gesund ernähren, heißt keinesfalls, zu verzichten und sich zu kasteien. Auch der übermäßige Drang nach gesunder Ernährung kann wiederum ungesund sein - also das Gesamtkonzept im Auge behalten, und sich nicht an Kleinigkeiten festhalten. Nehmen Sie also Bagatellen nicht zu ernst, sondern seien Sie sich gewahr, dass auch der Weg das Ziel ist. Und seien Sie, während Sie essen, mit voller Konzentration bei den Mahlzeiten, legen Sie die Zeitung oder das Kreuzworträtsel beiseite und genießen Sie jeden einzelnen Happen. Die Zeitung kann warten bis später und keine Büroarbeit ist so wichtig, dass sie während des Essens erledigt werden müsste.

Wir essen zu viel

Einer der gröbsten Ernährungsfehler, dem wir fast ohne Ausnahme unterliegen, ist das tägliche Zuviel an Nahrung. Nehmen Sie doch einmal Papier und Stift zur Hand und schreiben haargenau auf, was Sie den lieben langen Tag über an Nahrung zu sich nehmen. Vermutlich werden Sie im Angesicht des Ergebnisses die Hände über dem Kopf zusammenschlagen und sich die Haare raufen. Und damit stehen Sie nicht allein auf weiter Flur, fast jeder von uns isst zu viel. Der Nachschlag nach dem Mittagessen, der kleine Nachtisch, der Kuchen zum Kaffee. Die Liste ließe sich endlos fortsetzen. Die Nahrungsmittelindustrie hat diesen Trend gerne aufgegriffen, sind doch im Laufe der Jahrzehnte die Portionsgrößen immer größer geworden - das Eis, die Chipstüte, alle fertig verpackten Lebensmittel sind über die Jahre einer wundersamen Vergrößerung anheimgefallen. Daher sollten Sie sich vergegenwärtigen, dass ein Übermaß an Nahrung eine der gröbsten Ernährungssünden ist - Sie dürfen ausnahmslos alles essen, jedoch sollten Sie immer das richtige Maß halten.

Dinner Cancelling

Als Dinner-Cancelling bezeichnet man eine Ernährungsweise, bei der ab einem bestimmten Zeitpunkt am frühen Abend auf Nahrung verzichtet wird. Was für viele Hollywoodschauspielerinnen mittlerweile zur Gewohnheit geworden ist wie das tägliche Zähneputzen, sollten auch Sie gelegentlich zur Erzielung einer ausgewogenen Säure-Basen-Balance beherzigen. Durch Verzicht auf Nahrung am Abend soll dem Körper außerdem Gelegenheit gegeben werden, sich zu regenerieren, also liefert Dinner Cancelling auch einen wertvollen Beitrag zum Anti-Aging. Das Ausfallenlassen der späten Mahlzeiten kann sogar zu einer guten Gewohnheit werden. Denn wird morgens Energie für den ganzen Tag benötigt und erinnert mittags Magenknurren an die Aufnahme einer geregelten Mahlzeit, so kann das Ausfallen des Abendessens uns auf einen ruhigen Abend einstimmen und der Körper kann sich auf wichtige Stoffwechselvorgänge besinnen. Zumal oft gerade abends Ernährungssünden begangen werden, wenn man es beim Krimi vor Spannung kaum noch aushält und man sich durch den Griff zur Chipstüte ablenken muss.

Drei Mahlzeiten kontra fünf Mahlzeiten

Lange Zeit wurde von Ernährungsexperten die Aufnahme von täglich fünf Mahlzeiten postuliert. So sollte gewährleistet werden, dass man genügend Nährstoffe aufnimmt und nicht in Heißhungerattacken verfällt, wodurch eine Diät zur Gewichtsreduktion erleichtert werden sollte. Dieses Postulat hat sich jedoch zwischenzeitlich als zum Teil kontraproduktiv herausgestellt, da ein ständig hoher Insulinspiegel dem Fettabbau entgegensteht. Denn ein zu hoher Insulinspiegel fördert die Entstehung von Übergewicht. Mittlerweile gibt es auch keine allgemeingültige Empfehlung mehr bezüglich der Anzahl der täglichen Mahlzeiten, während sich aber immer mehr Gegner der 5 Mahlzeiten-Regel formieren.

Wichtig ist aber auf jeden Fall, auf regelmäßige Mahlzeiten zu achten, damit der Blutzuckerspiegel nicht zu tief absackt.

Eine Rolle spielen natürlich auch die individuellen Gegebenheiten des Tagesablaufs und die einzelnen Vorlieben. So gehören Zwischenmahlzeiten in unserem Kulturkreis schon fast zu einem Ritual - der Pausensnack für den Energieschub am Vormittag und auch der Kaffee am Nachmittag wird selten ohne Beikost genossen.

Mahlzeiten zu festen Zeiten, möglichst noch im Familienverband eingenommen - wie in früheren Zeiten, als die ganze Familie um den Tisch versammelt war, sich gegenseitig über die Ereignisse des Tages informierte, während die Hausfrau die Schüsseln reichte - sollten wieder überdacht und in neue, sinnvolle Ernährungsformen mit aufgenommen werden.

Denn ein einsames und heimliches Futtern aus versteckter Tüte hat selten froh und gesund gemacht.

Salz: Früher kostbar - Heute Gift in unserer Nahrung

Salz - das vermag man sich heutzutage kaum noch vorstellen - war früher so wertvoll und so teuer, dass es auch als *„weißes Gold"* bezeichnet wurde. Als lebensnotwendiger Mineralstoff, als Geschmackskorrigens und als Konservierungsmittel war es eines der wichtigsten Handelsgüter im Mittelalter, das wegen seines astronomischen Preises jedoch ganz sparsam verwendet werden musste. Heutzutage dagegen ist Salz - das eigentlich die exakte Bezeichnung Natriumchlorid trägt - ein spottbilliger Allerweltsartikel.

Und so lebensnotwendig Salz ist, so schädlich ist es auch in zu hohen Mengen, in denen es im Allgemeinen konsumiert wird.

So wird die empfohlene Zufuhr von fünf bis sechs Gramm Kochsalz pro Tag durch ungesunde und salzreiche Ernährung oft um ein Vielfaches überschritten - allein durch Fertiggerichte nehmen viele Menschen oft schon bis zu 20 g Kochsalz zu sich - in Form von Tütensuppen, Dosengerichten und Suppen nehmen wir in versteckter Form riesige Mengen Salz zu uns, ohne uns dessen überhaupt bewusst zu sein.

Auch viele Brotsorten, Wurst und Käse - Nahrungsmittel, die oft eine komplette Mahlzeit darstellen - gehören zu den salzigen Sünden. Dazu kommt natürlich noch der tägliche Griff zum Salzstreuer - für viele ein Ritual wie das Zähneputzen. Häufig wird sogar schon ordentlich nachgesalzen, noch ehe die Mahlzeit überhaupt gekostet wurde. Aber was ist denn überhaupt so gefährlich am Salz? Immerhin ist Natriumchlorid doch ein lebenswichtiges Mineral, das eine bedeutsame Rolle für den Wasserhaushalt, das Nervensystem, die Verdauung und den Knochenaufbau spielt, werden Sie vielleicht sagen. Ich will Ihnen sagen, was die schädliche Wirkung des Salzes ausmacht. Für jedes Gramm Salz, das dem Körper mehr als benötigt zugeführt wird, braucht der Körper - um nicht der sofortigen Salzvergiftung zu erliegen - tatsächlich die 23-fache (!) Menge Wasser, um den lästigen Eindringling zu binden und zu isolieren. Dafür verbraucht der Körper jedoch nicht irgendein Wasser, sondern unsere wertvollste Flüssigkeit, das Zellwasser.

Weil sich Salz im Laufe der Zeit meist in der unteren Hälfte des Körpers ansammelt, sendet dieser das Zellwasser insbesondere dorthin, sodass bspw. die charakteristischen dicken Beine die Folge sind. Ein dauerhaft hoher Salzkonsum steigert außerdem die Wassermenge im Körper und damit das Gewicht. Im schlimmsten Falle kann es sogar zu einer Schädigung der Nierenfunktion kommen. Dagegen konnte ein kausaler Zusammenhang zwischen Salzkonsum und Bluthochdruck nicht zweifelsfrei nachgewiesen werden. Während man vor noch vor nicht allzu langer Zeit einen überdurchschnittlichen Salzkonsum für Bluthochdruck verantwortlich machte und entsprechend eine salzarme Diät verordnete, lassen neuere Studien keine eindeutige Aussage mehr zu.

Zucker - Nicht süßer Spaß, sondern toxischer Teufel

Lebensmittel und Getränke mit hohem Zuckergehalt nehmen bedauerlicherweise bei vielen von uns einen großen Anteil an unserer Ernährung ein. Das fängt bereits morgens beim Frühstück an. Beispielsweise das Müsli - was nach einem gesunden Start in den Tag klingt, ist leider oft genau das Gegenteil. Besonders tückisch sind hierbei Fertig- und Knuspermüslis, die bis zu 25 % Zucker enthalten - solche Müslis sind weit davon entfernt, gesund zu sein - und gebührte ihnen im Supermarkt eher ein Platz in der Süßwarenabteilung denn in der Cerealienecke.

Es ist aber nicht nur das Müsli, auch die beliebten Nuss-Nougat-Cremes und andere süße Brotaufstriche sind letztlich keinen Deut besser.

Und nach dem Frühstück sieht es im weiteren Verlauf des Tages oft nicht besser aus, was die Zuckerbilanz betrifft. Da werden als Zwischenmahlzeit *„gesunde Energiespender"* wie Müsli- und Schokoriegel verzehrt, die geballte Kraft für den Tag schenken sollen - in Wirklichkeit aber nur so vor Zucker strotzen.

Als Getränke werden den lieben langen Tag zuckerhaltige Limonaden sowie auch Heißgetränke wie gezuckerter Tee, heiße Schokolade, Cappuccino usw. in rauen Mengen geschlürft - und aufgelöst in Flüssigkeit werden die Zuckermassen zur versteckten Zuckerfalle. Denn der Zucker in Getränken leuchtet ja nicht wie der Speckrand an einer Scheibe Schinken.

Nach dem Mittagessen folgt als krönender Abschluss der Mahlzeit das süße Dessert, im Laufe des Nachmittags folgen Pralinen als Nervennahrung und Gaumenkitzel und die obligatorische Kuchentafel darf zumindest am Wochenende nicht fehlen. Abends dann noch die Schokolade zum Krimi und anschließend das Betthupferl zur Nacht. Und ruck, zuck haben wir bei unserem täglichen Zuckerkonsum jedes tolerierbare Limit überschritten. Und obwohl der Zuckerverbrauch seit Jahrzehnten relativ konstant geblieben ist, schlägt der durchschnittliche Pro-Kopf-Zuckerverbrauch mit etwa 35 Kilogramm pro Jahr - oder anschaulicher ausgedrückt etwa 120-150 g pro Tag - doch gewaltig zu Buche.

Aber ist denn Zucker wirklich so ungesund? Nun, von der säurebildenden Wirkung des Zuckers haben wir bereits erfahren und um die schädliche Wirkung des Zuckers auf die Zähne weiß jedes Kind - aber die Zähne kann man ja putzen und zur Prophylaxe beim Zahnarzt geht man obendrein. Aber die schädliche Wirkung des Zuckers betrifft nicht nur das Säuregeschehen und die Zähne, sondern den gesamten Organismus. Die zerstörende Wirkung des Zuckers auf die Zähne beruht auf der Umwandlung des Zuckers in Säure, diese durchbohrt den Zahnschmelz und lässt so Löcher entstehen. Auch der Zusammenhang zwischen einem hohen Zuckerkonsum und Übergewicht ist gemeinhin bekannt.

Kohlenhydrate in Form von Zucker, die vom Körper nicht in Energie umgewandelt und verbraucht werden, werden als Energiereserven in Gestalt von Fett gespeichert, auf welches der Körper in Notzeiten zurückgreifen könnte - bei der allgemein verbreiteten Bewegungsarmut tritt ein solcher Notstand aber nur mit sehr geringer Wahrscheinlichkeit ein. Ein zu hoher Zuckergehalt in der Nahrung ist neben einer genetischen Komponente auch die Hauptursache für Diabetes mellitus Typ 2. Durch weißen Industriezucker wird Zucker in konzentrierter Form gleichsam mit einem Schlag verabreicht, sodass die Bauchspeicheldrüse wahre Höchstleistungen vollbringen muss, um den Blutzuckerspiegel wieder zu senken und auch konstant zu halten.

Durch diese anhaltende Überforderung wird die Bauchspeicheldrüse geschwächt und ist am Ende nicht mehr in der Lage, die erforderliche Menge an Insulin auszuschütten, um den Blutzuckerspiegel konstant zu halten. Dieser unschöne Zustand kennzeichnet dann das Vollbild des Diabetes.

Sehr interessant und weitaus weniger bekannt ist dagegen der hochsignifikante Zusammenhang zwischen dem jährlichen Zuckerverbrauch in einem Land und der Häufigkeit depressiver Erkrankungen. Über den kausalen Zusammenhang zwischen hohem Zuckerkonsum und Depression wird in der Forschung intensiv spekuliert - unter anderem ist denkbar, dass sich vermehrter Zuckerkonsum auf die Endorphine auswirkt (die bei der Entstehung von Depressionen beteiligt sein können) und auch, dass süßer Geschmack Hirnzentren aktiviert, die bei der Entwicklung einer Depression eine Rolle spielen.

Auch Bluthochdruck kann seine Ursache u. a. in einem Zuviel an Zucker haben. So kann ein erhöhter Insulingehalt im Blut durch ausgiebigen Zuckerkonsum die Gefäßinnenwände angreifen und damit einer Arterienverkalkung Vorschub leisten. Und eine Arterienverkalkung birgt - wie wir bereits gesehen haben – eine stete Gefahr für Bluthochdruck und Schlaganfall.

Richtiges Kauen - Von den Kühen lernen

Auch von unseren tierischen Freunden, den Kühen, kann der Mensch noch einiges abschauen und lernen: etwa gründliches Kauen. Denn wer kaut heutzutage seine Nahrung noch gründlich und bewusst? Die wenigsten von uns nehmen sich Zeit zum genussvollen Essen. Morgens rasch die Stulle im Auto, zum Mittagessen dann die Pizza im Stehen, nachmittags den Apfel am Computer und den Schokoriegel am Telefon. Immer muss es schnell gehen, da bleibt kaum Zeit, Bissen für Bissen zu kauen. Statt zu essen, schlingen wir regelrecht. Gründliches Kauen ist aber für die Vorbereitung und Verwertung unserer Nahrung immens wichtig - so wird durch Kauen und durch die Enzyme im Speichel bspw. das Brotstück in seine einzelnen Bausteine zerlegt - vor allem in Stärke- und Zuckermoleküle.

Da durch langsames Kauen die Zerlegung der Nahrung schon vorbereitet wird, treten Verdauungsbeschwerden wie Sodbrennen oder Blähungen seltener auf. Nicht zu Unrecht sagt der Volksmund *„gut gekaut ist halb verdaut"*. Und weil richtiges Kauen auch eine Wirkung auf die Insulinausschüttung und die -produktion hat, bedeutet anhaltendes Kauen letztlich sogar eine Vorbeugung gegen Diabetes und Übergewicht. Aber was heißt gründliches Kauen eigentlich genau, werden Sie vielleicht fragen. Als Faustregel gilt, dass jeder Bissen 32 Mal gekaut werden sollte. Wem das zu umständlich oder zu kompliziert ist, kann stattdessen auch so lange kauen, bis die Nahrung flüssig geworden ist.

Man ist, was man isst

Dieser Spruch des französischen Denkers **Brillat-Savarin** ist nicht etwa eine abgedroschene Phrase, sondern birgt so viel Wahrheit. So ist das Körpergewicht, das wir mit uns schleppen, nicht nur Ausdruck eines guten oder schlechten Stoffwechsels, wie wir oft entschuldigend erklären - sondern zum Großteil Resultat unserer täglichen Ernährungsgewohnheiten.

Und das schlechte und fahle Erscheinungsbild der Haut *„verdanken"* wir nicht nur schlechten Genen - sondern hauptsächlich ungesunder Ernährung oder gar dem Rauchen. Eine fortschreitende Vergesslichkeit ist nicht nur auf das Alter zurückzuführen - sondern möglicherweise auch auf einen erhöhten Konsum an Alkohol. Auch das Bierchen am Mittag und der Rotwein am Abend addieren sich. Viel zu leicht sind wir dazu geneigt, unser Erscheinungsbild und unseren Gesundheitszustand auf schlechte Gene oder sonstige Umstände zurückzuführen.

Aber Krankheiten fallen nicht vom Himmel und suchen uns nicht immer schicksalhaft heim, sondern sind häufig hausgemacht. Übergewicht kommt auch nicht über Nacht, sondern ist das Ergebnis jahrelanger Fehl- und Überernährung. Dies können wir uns gar nicht oft genug vergegenwärtigen. Und zwar am besten bei jedem Bissen, den wir zu uns nehmen. Stellen Sie sich doch bitte bildlich vor, wie Ihr Körper sich freut und regelrecht aufblüht, wenn Sie ihn mit Obst und Gemüse verwöhnen.

Und denken Sie daran, wie Ihr Körper gleichsam einer vernachlässigten Blume verwelkt und traurig das Köpfchen hängen lässt, wenn Sie ihn mit Süßigkeiten und fetten Gerichten mästen. Solche anschaulichen Bilder sind ungeheuer hilfreich und verfehlen ihre Wirkung nicht - probieren Sie es gleich bei der nächsten Mahlzeit aus. Unsere Essgewohnheiten widerspiegeln mehr, als uns oft bewusst ist, unsere Werte und unsere gesamte Lebenseinstellung. So verzichtet der Vegetarier meist nicht aus gesundheitlichen, sondern aus ethischen Gründen auf Fleisch, der Naturschützer kauft seine Lebensmittel im Bioladen, und der Menschenfreund achtet auf Fair-trade-Kaffee. So kommen in unseren Essgewohnheiten auch unsere Identität und unsere Werte zum Ausdruck. Verschiedene Kulturen und Gesellschaften haben ihre ganz eigenen Essgewohnheiten. Dem Hinduisten etwa ist die Kuh heilig, der Koreaner dagegen schätzt Hundefleisch. Und selbst was unsere direkten Nachbarn, die Franzosen, verspeisen, kommt vielen von uns abartig vor: Froschschenkel, Schweinshoden und ähnliche Animositäten. Und dass in Südostafrika gar Erde auf den Tisch kommt, sprengt bei weitem unsere Vorstellungskraft: Anscheinend soll das Naturprodukt aber sogar geeignet sein, den Mineralstoffgehalt wieder auf Vordermann zu bringen.

Fisch - Gesundheit aus Meer und Fluss

Fisch ist eines der gesündesten tierischen Nahrungsmittel und stellt eine tolle Alternative zu Fleisch dar - weshalb es nicht nur freitags und an Feiertagen auf unsere Teller kommen sollte. So enthält Fisch nicht nur Eiweiß, Vitamine und Mineralstoffe, sondern auch die wertvollen Omega-3-Fettsäuren, die lebensnotwendig sind, von unserem Körper selbst aber nicht hergestellt werden können. Omega-3-Fettsäuren sind ja in aller Munde, werden Sie vielleicht sagen, aber was macht diese eigentlich so wertvoll? Omega-3-Fettsäuren gehören zu den ungesättigten Fettsäuren, die für den Aufbau von Körperzellen essenziell sind, zudem sind sie Ausgangsstoffe für wichtige Signalstoffe, die an der Regulierung von Blutdruck, Blutgerinnung und Blutfettspiegel beteiligt sind.

Aufgrund dieser Eigenschaften haben Omega-3-Fettsäuren verschiedene positive Wirkungen: Durch den Genuss von Fisch verbessern sich die Blutfettwerte, da die Triglycerid- und LDL-Cholesterinwerte im Blut sinken, wodurch der Entstehung von Arteriosklerose vorgebeugt wird.

Ferner wirken Omega-3-Fettsäuren blutdrucksenkend und reduzieren dadurch das Risiko von Herz-Kreislauf-Erkrankungen. Auch die Durchblutung wird durch die Aufnahme von Omega-3-Fettsäuren gesteigert, die Blutgefäße erweitern sich, wodurch die Fließeigenschaften des Bluts verbessert werden. Ebenso kann Fischöl einen positiven Einfluss bei chronisch entzündlichen Erkrankungen wie Schuppenflechte, rheumatoider Arthritis, Colitis ulcerosa oder Morbus Crohn haben. Letztlich hat sich eine positive Wirkung von Omega-3-Fettsäuren beim Einsatz bei psychiatrischen Krankheitsbildern wie Depressionen, Aufmerksamkeitsdefizit und Hyperaktivitätsstörung gezeigt.

Sind nun alle Fischarten gleichwertig in Bezug auf den gesundheitlichen Nutzen? Nein, es sind vor allem die fetten Meeresfische, die reich an gesunden Omega-3-Fettsäuren sind - allen voran Sardine, Makrele oder Lachs. Neben den ungesättigten Fetten enthalten diese Fischarten auch reichlich fettlösliches Vitamin D. Natürlich trägt Fisch auch zur Jodversorgung bei, sodass die Schilddrüse ihre wichtigen Stoffwechselprozesse erfüllen kann. Aus all diesen Gründen ist es mehr als gerechtfertigt, wenn die Deutsche Gesellschaft für Ernährung zu zweimal wöchentlichem Verzehr von Seefisch rät.

Fleisch - Die rote Gefahr

Insbesondere rotes Fleisch - also Rind-, Schweine-, Lamm- und Ziegenfleisch - ist bei Ernährungswissenschaftlern und gesundheitsbewussten Leuten schon lange verpönt, da es der Gesundheit massiv schaden und sogar das Leben verkürzen kann. Wer besonders viel rotes Fleisch sowie daraus verarbeitete Fleischprodukte wie Wurst verzehrt, erleidet bei sonst gleichen Bedingungen ein 1,3-fach erhöhtes Risiko zu sterben als jemand, der besonders wenig davon isst. Ursache ist eine erhöhte Rate an Herzinfarkten und Krebserkrankungen.

Grund hierfür ist die Entstehung von krebserregenden Substanzen beim Braten von rotem Fleisch sowie der hohe Gehalt an gesättigten Fettsäuren. Interessanterweise führt bereits ein mäßiger Fleischkonsum von täglich rund 150 g zur Verkürzung des Lebens - aufsehenerregende Fleischportionen sind also gar nicht nötig, um die Gefahr einer Krebserkrankung oder eines Herzinfarkts zu erhöhen.

Weißes Fleisch wie Huhn oder Pute trägt dagegen nicht zu einem früheren Ableben bei. Nichtsdestotrotz ist es ratsam, aus ethischen Gründen (Stichwort Massentierhaltung) sowie aus Gründen des Umweltschutzes Fleisch häufiger links liegen zu lassen. So fließen zwischen 15 und 25 % des weltweiten Wasserverbrauchs in die Viehzucht - und knapp 20 Prozent der Treibhausgase werden vom Vieh ausgestoßen - mehr als vom gesamten Verkehr.

Trans-Fettsäuren - Killerfett in unserer Nahrung

Transfettsäuren stellen innerhalb der Gruppe der Fette eine ganz besondere Gefahr dar und zählen aus ernährungsphysiologischer Sicht zu den unerwünschten Bestandteilen unserer Nahrung. Aber was verbirgt sich eigentlich hinter dem unsympathischen Begriff Trans-Fettsäuren? Trans-Fettsäuren sind Fettsäuren mit trans-konfigurierten Kohlenstoff-Doppelbindungen. In unserer Ernährung sind sie besonders bei industriell produzierten Lebensmitteln zu finden, wo sie durch die Härtung von Pflanzenölen entstehen. Beispiele für Lebensmittel mit einem hohem Gehalt an Trans-Fettsäuren sind Pommes frites, Kartoffelchips und verschiedene Back- und Bratfette. Spitzenreiter in der Konzentration an Trans-Fettsäuren sind Blätterteig, Frittieröl und Instantsuppen.

Das Glyx-Prinzip - Gute und schlechte Kohlenhydrate

Ein ernährungsphysiologisch durchaus sinnvoller Ansatzpunkt ist die Unterscheidung zwischen guten und schlechten Kohlenhydraten, das sogenannte Glyx-Prinzip. Der Glyx bzw. glykämische Index bezeichnet hierbei den Blutzuckeranstieg nach dem Essen und damit indirekt auch die Insulin-Reaktion des Körpers. Genauer ist er definiert als die relative Fläche unter der 2-Stunden-Blutzuckerkurve nach der Einnahme von 50 g Kohlenhydrate.

Bewegung ist Leben

Ein ganz wichtiger Schritt zur Erzielung eines ausgeglichenen Säure-Basen-Haushalts ist ein gesundes Maß an richtiger Bewegung. Und genau da liegt das Problem der heutigen Zeit. Während der Mensch in früheren Zeiten in Ermangelung moderner Verkehrsmittel wie Auto, Bus und Bahn ganz selbstverständlich große Strecken zu Fuß zurücklegen musste, steht dieser sinnvollen Bewegung heute eine überwiegend sitzende Lebensweise gegenüber. Bei der Arbeit sitzen oder stehen wir vorwiegend, und nach Feierabend verbringen wir einen Großteil unserer Freizeit sitzend vor dem Fernseher und Computer, oder wir entspannen uns genüsslich im Kino oder Theater. Bewegungsmangel aber macht krank. Denn wir sind viel mehr in die Gesetzmäßigkeiten der Natur eingebunden, als wir gemeinhin glauben. Unser Körper ist dafür vorgesehen, ständig in Bewegung zu sein. Wollen wir dann endlich fit werden und kommen in die Pötte, so übertreiben wir es oft gleich: Wir überlasten uns im Fitnessstudio beim Hantel-Stemmen oder bei einseitigen Sportarten wie Tennis, und in guter Absicht erreichen wir oft nur das Gegenteil. Gesundheitliche Beschwerden wie Gelenk-Probleme stellen sich ein und als Folge verlieren wir wieder die Freude an der Bewegung. Dabei gilt es, nur ein paar ganz einfache Regeln zu beherzigen, um eine sinnvolle Bewegung zu praktizieren, die sich positiv auf alle Bereiche unseres Lebens auswirkt.

Bewegung: Jedem das seine

Sportliche Betätigung muss Spaß machen, damit Sie am Ball bleiben. Deshalb ist es wichtig, dass Sie je nach Neigung eine Sportart auswählen, die Ihnen Freude bereitet. Sie sollten die sportliche Betätigung genießen, denn so schaffen Sie den notwendigen Ausgleich zur Arbeit und werden schnell Erfolge verbuchen. Probieren Sie am Anfang verschiedene Sportarten aus, um herauszufinden, welche Ihnen am besten liegt. Denn Sport sollte keinen Stress und keinen Zwang bedeuten. Denn Stress in Verbindung mit Sport ist zusätzlich zum nicht immer vermeidbaren Stress im Beruf und Privatleben der Gesundheit alles andere als zuträglich. Nach den Anforderungen des Alltags sollte Sport Gelegenheit zur Erholung und Wohlbefinden bieten.

In der Gemeinschaft geht's leichter

Trainieren Sie am besten mehrmals in der Woche zu regelmäßigen Zeiten. Optimal ist es, wenn Sie zusammen mit Freunden oder Kollegen trainieren. So können Sie sich stets gegenseitig motivieren und obendrein macht das gemeinschaftliche Training viel mehr Freude als Sport im Alleingang.

Keine Überlastung

Für eine ausgewogene Säure-Basen-Bilanz ist eine Überlastung beim Sport unbedingt zu vermeiden, da bei zu starker Beanspruchung unseres Organismus zu viel Milchsäure entsteht, die im Körper wiederum Schäden verursacht. Dies kann man sich so vorstellen, dass bei zu großer Belastung eine große Energiemenge in kurzer Zeit produziert werden muss. Da die normale Sauerstoffzufuhr hierfür nicht ausreicht, muss Energie ohne den wichtigen Sauerstoff bereitgestellt werden. Diesen Prozess bezeichnet man auch als anaerob. Als Abfallprodukt des anaeroben Stoffwechsels entsteht die lästige Milchsäure. Um abtransportiert werden zu können, muss die im Muskel entstandene Milchsäure zu Kohlendioxid und Wasser verstoffwechselt werden. Eine Übersäuerung ist vorprogrammiert.

Keine einseitigen Sportarten

Sport ist gesund. Aber nur, wenn Bewegungsapparat und Muskeln nicht zu stark und nicht zu einseitig belastet werden. Gehören zu einer Sportart immer wiederkehrende, einseitige Bewegungen, tun Sie Ihrem Körper damit nichts Gutes. Nicht zu empfehlen sind bspw. Jogging und die meisten Ballsportarten wie Tennis, Volleyball und Fußball.

Ausdauersport betreiben

Ratsam ist es auf jeden Fall, mindestens eine Ausdauersportart zu betreiben. Das kann Wandern, Schwimmen, Radfahren oder Tanzsport sein. Beim Ausdauersport steht - wie der Name sagt - die Ausdauer im Vordergrund, wobei die Bewegung bei relativ niedriger Intensität erfolgt. Beim Ausdauersport wird der Kreislauf auf positive Weise angekurbelt, überschüssiges Fett abgebaut und zudem bestimmten Krebserkrankungen vorgebeugt. Regelmäßige körperliche Betätigung fördert ganz nachhaltig eine innere Ausgeglichenheit, die wiederum aufkeimende Depressionen in die Schranken verweist. Am besten bewegen Sie sich täglich, und zwar möglichst 45 Minuten.

Bewegung für Körper und Seele

Ein gesunder Geist steckt in einem gesunden Körper (*„Sana mens in sano corpore"*) - frei zitiert nach dem römischen Satirendichter **Juvenal**. Denn welchen Einfluss körperliche Bewegung auf Geist und Seele ausübt, war schon im alten Rom bekannt. Heute weiß man, dass Ausdauersport die Ausschüttung von Endorphinen fördert - das sind körpereigene Botenstoffe, die Glücksgefühle vermitteln. Eine Droge also ohne Nebenwirkungen, wirken die körpereigenen *„Pillen"* doch auf breiter Basis und können noch mehr als Zufriedenheit und Glücksgefühle vermitteln: Ein gesunder, tiefer Schlaf wird gefördert, Leistungsfähigkeit und Konzentration verbessern sich. Depressive und ängstliche Verstimmungen werden gelindert.

Dem Übergewicht Einhalt gebieten

Ein weiterer positiver Effekt vom Sport ist der gesteigerte Verbrauch von Kalorien, sodass lästige Fettdepots schrumpfen. Neben einem Anstieg des Arbeitsumsatzes kommt es zu einem Zuwachs an Muskelmasse, wodurch wiederum der Grundumsatz steigt. Zu beachten ist in diesem Zusammenhang, dass die Fettspeicher erst nach einem Bewegungstraining von mindestens 20 Minuten angegriffen werden, da zuvor lediglich Kohlenhydrate, aber kein Fett verbrannt wird. Daher eignet sich insbesondere Ausdauersport zur Fettverbrennung.

Bauen Sie Bewegung in Ihren Alltag ein

„Jeder Gang macht schlank" - wie viel Wahrheit steckt in diesem Satz. Bauen Sie Bewegung ganz selbstverständlich in Ihren Alltag ein. Viel gewonnen haben Sie schon, wenn Sie, statt das Auto zu benutzen, zu Fuß zur Arbeit gehen oder mit dem Rad fahren. Wählen Sie stets Treppen statt bequem mit dem Lift zu fahren - nicht umsonst wird Hollywoodschönheiten Treppensteigen als Geheimtipp von ihren Personaltrainern verordnet.

Laufen, Laufen, Laufen

Eine der besten Bewegungstherapien ist ganz einfach und von jedermann zu praktizieren: das Wandern an der frischen Luft. Man braucht keine kostspielige Ausrüstung, kein Fitnessstudio, keine teuren Gerätschaften, und diese Bewegungsform ist überall möglich.

Hier sind keine Höchstleistungen in Form von Jogging gemeint, sondern einfach zügiges Laufen an der frischen Luft. Alles was Sie dazu brauchen, sind ein paar gute Wanderschuhe und zweckmäßige Freizeitkleidung. Und los kann's gehen. Laufen wirkt sich in vielerlei Hinsicht positiv auf unseren Körper aus. Zum einen hat Wandern einen positiven Einfluss auf Knochen und Gelenke, zum anderen wirkt sich das Lauftraining nützlich auf Herz und Kreislauf aus.

Um die beste Wirkung zu erzielen, sollten Sie ruhig ab und an leichte Steigungen erklimmen: Denn wenn das Herz hüpft, arbeitet dieses besonders gut und wird geschmeidig und gesund erhalten. Durch Bewegung an der frischen Luft wird außerdem das Immunsystem aktiviert, durch die Einwirkung verschiedener Klimareize werden die Abwehrkräfte aktiviert. Deshalb am besten bei Wind und Wetter an die frische Luft gehen, denn wie heißt es so schön: Es gibt kein schlechtes Wetter, nur schlechte Kleidung. Ein ganz wesentlicher Aspekt beim Wandern ist auch der Naturaspekt. Durch das Betrachten der verschiedenen Landschaften im Laufe der Jahreszeiten beruhigt sich der Geist und die Seele jubiliert beim Genießen der vielfältigen Eindrücke der Natur. Machen Sie sich bei Ihrem nächsten Spaziergang all diese Eindrücke ganz bewusst und lassen Sie diese gezielt auf sich wirken: Der Ast, der im Wind weht. Der erste Strahl der Sonne im Frühling. Erleben Sie die Natur jeden Tag von Neuem.

Tanzsport

In Zeiten von chronischem Bewegungsmangel ist gerade Tanzsport als Einstieg geeignet, um Couch-Potatoes an Bewegung mit Spaß heranzuführen und ihnen zu zeigen, wie viel Freude es machen kann, den Körper auf angenehme Weise einmal richtig zu fordern. Tanz ist ein elementares Ausdrucksmittel des Menschen - es gibt verschiedene Tanzarten schon so lang wie die Menschheit selbst. Tanzen ist eine der geselligsten Sportarten überhaupt, in angenehmer Gemeinschaft werden Kontakte zu anderen Tänzern geknüpft. Tanzen ist auch ein Sport, für den es nie zu spät ist und der für jedes Alter geeignet ist. Die gesamte Muskulatur wird beim Tanzen gefordert, es ist die ideale Ausdauersportart mit positiver Wirkung auf das Herz-Kreislauf-System. Aber auch die seelische Gesundheit kommt nicht zu kurz, drückt doch keine zweite Sportart so wie Tanzsport Lebensfreude aus - beschwingende Musik, gemütliche Räumlichkeiten und elegante Kleidung wirken wie Balsam auf unsere Seele. Ob klassische Standardtänze wie Walzer oder Foxtrott, feuriger Flamengo oder rassige Tänze wie Salsa und Rumba - Finden Sie heraus, welche Tanzart Ihnen am besten gefällt und welche am besten zu Ihnen passt und machen Sie diesen Schritt zu Ihrem Lieblingstanz.

Schwimmen

Schwimmen ist eine äußerst gesunde Ausdauersportart, die nicht nur Spaß macht und fit hält, sondern auch noch unsere Gelenke schont. Schwerelos gleiten und schweben wir durchs Wasser und entspannen uns hierbei auf angenehmste Weise. Besonders auch wenn starkes Übergewicht vorliegt und andere Sportarten deshalb anfänglich nicht ausgeübt werden können, ist Schwimmen empfehlenswert - wird doch der Körper zu einem großen Teil vom Wasser getragen und lastet das Gewicht daher nicht auf den Gelenken. Auch wer an Gelenkproblemen und -schmerzen leidet und beim Joggen oder Walken bei jedem Schritt Schmerzen verspürt, wird das Eintauchen ins kühle Nass als reinste Wohltat erleben. In fast jeder Stadt kann glücklicherweise relativ kostengünstig in städtischen Hallenbädern trainiert werden. Und was gibt es im Urlaub Herrlicheres, als im Meer zu schwimmen, über sich der weite Himmel und um sich die Sonne, die sich im Meer spiegelt.

Radsport

Auch Radfahren ist ein gesunder Ausdauersport, der Spaß macht und von jedermann zu praktizieren ist. Im Gegensatz zum Lauftraining stellt Radfahren auch eher eine moderate Herz-Kreislauf-Belastung dar, die es fast jedem ermöglicht, auch im untrainierten Zustand längere Fahrten zu unternehmen.

Ein weiterer Vorteil gegenüber dem Laufen ist, dass die Gelenke bewegt und trotzdem geschont werden, da diese nicht durch ihr Eigengewicht belastet werden. Radfahren bietet zudem einen extrem hohen Erlebniswert, da man in kurzer Zeit viele Landschaften, Städte und Sehenswürdigkeiten passiert. Beim Radsport wird das Herz-Kreislauf-System trainiert, die Muskulatur wird gefestigt, man verliert Gewicht - und das alles idealerweise in Gesellschaft und in angeregter Unterhaltung mit lieben Mitmenschen.

Gymnastik hält die Gelenke beweglich

Zu jedem ausgewogenen Sportplan gehören neben Ausdauersport auch gymnastische Übungen, welche den Körper elastisch und geschmeidig erhalten. So ist regelmäßige Gymnastik unerlässlich, um fit und beweglich zu werden bzw. zu bleiben. Bei regelmäßigem Training werden Knochen und Gelenke geschmeidig und beweglich, Muskeln werden trainiert und aufgebaut, sowie das körperliche Wohlbefinden wird deutlich gesteigert. Auch dem Gleichgewichtssinn und dem Reaktionsvermögen kommt regelmäßige Gymnastik zu Gute. Gymnastik kann man zudem jederzeit und an jedem Ort durchführen - gebraucht wird lediglich eine Matte, bequeme Kleidung und fetzige Musik. Gymnastikprogramme sind einschlägiger Literatur zu entnehmen, wahlweise kann man freilich auch nach DVDs trainieren.

Gymnastik kann auch zur gezielten Prävention oder Therapie von gesundheitlichen Schwachstellen dienen, z. B. spezielle Gymnastik bei Beckenbodenproblemen oder aber Wirbelsäulengymnastik bei Rückenschmerzen.

Auf dem Rücken der Pferde liegt das Glück der Erde

Bei kaum einer anderen Sportart ist man der Natur und dem Himmel näher als beim Reiten. Beschwingt und heiter auf dem Rücken des Pferdes verbindet man beim Reiten den sportlichen Nutzen mit der Wahrnehmung der verschiedenen Landschaftseindrücke beim Trab oder Galopp. Eine ganz wichtige Rolle spielt auch das sogenannte heilpädagogische Reiten, das als Therapie bei psychischen Krankheitsbildern und Verhaltensauffälligkeiten eingesetzt wird. Über das Medium Pferd werden gerade bei Menschen mit psychischen Krankheiten alle Sinne angesprochen, durch die Nähe und den Kontakt zum Tier können seelische Blockaden aufgelöst werden.

Kampfsportarten - Abbau von Aggressionen

Will man die Kunst des Kampfes erlernen, so stößt man auf ganz verschiedene Kampfsportstile. Die meisten Kampfsportarten stammen aus dem asiatischen Raum und werden dort seit Generationen weiterentwickelt.

Zu den asiatischen Kampfsportarten, die hierzulande immer populärer werden, zählen z. B. Judo, Karate, Taiwado und Thaiboxen.

Schon seit Langem etablierte europäische Kampf-sportarten sind z. B. Boxen, Fechten und Ringen. Gerade Kampfsportarten bieten einen idealen Ausgleich zu Stress und Hektik am Arbeitsplatz: Kampfsport liefert die Basis für ein harmonisches Gleichgewicht von Körper, Seele und Geist. Gerade Zorn und Aggressionen, die sich heutzutage am Arbeitsplatz in immer höherem Maße anstauen, werden durch regelmäßiges Training abgebaut und lösen sich in Nichts auf. Disziplin, Selbstkontrolle und ein Gefühl für den eigenen Körper werden gefördert.

Langlauf - Entlang der winterlichen Idylle

Was gibt es Schöneres, als frische Schneeluft ein-zuatmen und im Gleichschritt mit der Natur schneeverhangene Tannen und Fichten und lieb-liche Wälder zu passieren? Gerade im Winter bie-tet Langlaufsport eine ideale Gelegenheit, die ein-gerosteten Gelenke wieder zu schmieren, raus in die Natur zu gehen, anstelle sich träge in die war-me Stube zurückzuziehen. Langlauf fordert aber nicht nur unsere Gelenke und Muskeln, durch das Einatmen der reinen, frischen Luft wird unser Im-munsystem gestärkt, sodass es bestens gewapp-net ist für die bevorstehende Erkältungszeit. Ski-langlauf ist auch eine so wertvolle Sportart, da es das perfekte Ausdauertraining ist, zudem noch gelenkschonend, bei geringem Verletzungsrisiko. Langlaufsport hat ebenfalls einen positiven Ein-fluss auf Blutdruck, Herzfrequenz und Lungen-funktion.

Die Macht der Gedanken

Positiven Gedanken Raum geben

Vergegenwärtigen Sie sich nur einmal, von wie vielen negativen Gedanken wir tagtäglich beherrscht werden. Hass, Neid und Eifersucht fressen viele Menschen buchstäblich auf. Es ist beeindruckend, wie Menschen sich gegenseitig unnötig das Leben schwer machen. Wir bewerten und verurteilen unsere Mitmenschen und setzen uns auch selbst unter Druck.

Verdrängen Sie negative Gedanken ganz bewusst und geben Sie diesen keinen Raum. Hören Sie aufmerksam auf die innere Stimme, die an allem herummäkelt und an vielem etwas auszusetzen hat. Verscheuchen Sie diese dunklen Gedanken und Gefühle aus Ihrem Leben. Drücken Sie ganz bewusst die Stopp-Taste. Lassen Sie positive Gefühle überwiegen: Mut, Freude, Heiterkeit.

Lernen Sie, diese Gefühle zu leben und zu erleben. Denn wir sind auch das Produkt unserer Gedanken und schaffen mit diesen unsere eigene Wirklichkeit. Denken Sie nur an das Beispiel vom halb vollen Glas Wein: Für den einen ist es halb voll, für den anderen halb leer - die Situation ist dieselbe, nur die Sichtweise verschieden. Denn eine Situation ist meist nicht per se gut oder schlecht, sondern wird es erst durch unsere Interpretation und Wertung.

Nehmen wir mal einen regnerischen Tag als Beispiel: Dem einen schlägt das Dauerrieseln aufs Gemüt und er wird mürrisch und ungehalten, der andere freut sich, läuft mit Regenstiefeln und Regencape durch die Gegend oder delektiert sich an gemütlichen Tee- und Lesestunden in der guten Stube. Werden Sie sich daher Ihrer gesamten Gefühlspalette bewusst und überdenken Sie diese neu. Lösen Sie sich von eingefleischten Denkmustern und schaffen Sie neue, positive Gedanken.

Im Hier und Jetzt leben

Gerade wir Europäer neigen dazu, mit unseren Gedanken ständig in die Zukunft oder in die Vergangenheit abzuschweifen - und bewegen uns dabei viel zu selten im Hier und Jetzt. Entweder grämen wir uns über alte Fehler und trauern verpassten Chancen nach oder aber wir blicken sorgenvoll und voller Fragen in eine ungewisse Zukunft. Wenn wir uns aber tatsächlich nur auf den Augenblick konzentrieren würden - um wie viel glücklicher und zufriedener könnten wir sein, ohne Groll wegen vergangener Fehler und ohne Sorgen wegen der Zukunft. Gibt es etwas, was Sie in just diesem Moment ärgert oder ängstigt? Wenn Sie ehrlich sind, müssten Sie diese Frage meist verneinen.

Und wie glücklich könnten Sie mit Goethes Faust zum Augenblicke sagen: *„Verweile doch! Du bist so schön."* Denn das Glück liegt oft einzig und allein im Augenblick. Lernen Sie den Augenblick mit all seiner Gewalt und Macht zu ergreifen - in all seinem Glück und auch in all seinem Schmerz. Denn sowohl das Glück als auch der Schmerz eines Augenblicks, beides sind unwiederbringliche Momente.

Folgende Geschichte möchte ich Ihnen in diesem Zusammenhang nicht vorenthalten: Ein weiser Mann wurde einmal nach dem Weg zum Glück gefragt, worauf seine Antwort lautete: *„Wenn ich stehe, dann stehe ich, wenn ich gehe, dann gehe ich, wenn ich sitze, dann sitze ich, wenn ich esse, dann esse ich, wenn ich liebe, dann liebe ich...".* Dann fielen ihm die Fragesteller ins Wort und sagten: *„Das tun wir auch, aber was machst Du darüber hinaus?"* Er sagte wiederum: *„Wenn ich stehe, dann stehe ich, wenn ich gehe, gehe ich, wenn ich...".* Wieder sagten die Leute: *„Aber das tun wir doch auch!"* Er aber sagte zu ihnen: *„Nein - wenn ihr sitzt, steht ihr schon, wenn ihr steht, dann lauft ihr schon, wenn ihr lauft, dann seid ihr schon am Ziel."* Lernen wir also, den Dingen, die wir gerade tun, mehr Aufmerksamkeit zu schenken - und legen die Zeitung beim Frühstück beiseite, schalten den Fernseher beim Gespräch ab und lassen bei der Arbeit unsere Augen von der Uhr - dann können wir wie Tina Turner in einem ihrer Songs sagen: *„The future is this moment and not some place outside."*

Und uns wird klar, was der Theologe und Philosoph **Meister Eckhart** schon im späten Mittelalter erkannte: *„Immer ist die wichtigste Stunde die gegenwärtige. Immer ist der wichtigste Mensch der, dem du gerade gegenüber stehst. Immer ist die wichtigste Tat die Liebe.“* Beherzigten wir stets diesen weisen Spruch - wie viel mehr Achtung würden wir dem Augenblick und unseren Mitmenschen entgegenbringen – und schenkten wir diesen mehr Beachtung und Aufmerksamkeit, ohne mit unseren Gedanken schon wieder ganz wo anders zu sein.

Achtsam sein

Achtsam sein, bedeutet, alle Vorgänge um uns herum mit ungeteilter, entspannter Aufmerksamkeit zu beobachten und alle Einzelheiten unserer Umgebung in uns aufzunehmen. Wir verlieren uns nicht in Gedanken, sondern sind konzentriert und sind uns dessen gewahr, was Bewusstsein ist. Achtsamkeit kann man üben, indem man sich ganz auf den Augenblick konzentriert und sich ganz auf sich selbst besinnt, während man sich auf ganz einfache Dinge fokussiert - etwa auf das Atmen. Lernt man, achtsam zu sein, verändert sich das Denken wohltuend. Negative Gedanken verlieren an Macht, und zum Vorschein kommen immer mehr die kleinen Freuden des Lebens und das Glück des Augenblicks. Nehmen Sie wahr, wie Sie sich fühlen und widmen Sie allem Ihre ganze Aufmerksamkeit. Die Intensität des erlebten Augenblicks wird Ihr Leben reicher und zufriedener machen - von Tag zu Tag.

Werden Sie sich Ihrer Gefühle bewusst

Sind Sie morgens beim Gang zur Arbeit stets missgelaunt? Und die Partnerschaft verursacht nur noch Probleme? Gehen Sie den Ursachen Ihrer Gefühle auf den Grund und lassen Sie Gefühle zu. Kann es sein, dass der Job im Büro Ihnen keine Freude mehr macht? Und Sie vielleicht in der Partnerschaft unglücklich sind? Erforschen Sie Ihre Ängste und negativen Gefühle und lernen Sie, daraus die Konsequenzen zu ziehen.

Seien Sie selbstbewusst

Gehen Sie mit aufrechtem und stolzem Gang durchs Leben. Werden Sie sich Ihrer Stärken bewusst und setzen Sie diese gezielt ein. Lassen Sie sich nicht von der miesen Laune anderer ins Bockshorn jagen, sondern glauben Sie an sich und Ihre Stärken.

Verzeihen lernen

Lernen Sie, zu verzeihen, und lassen Sie nicht Gefühle wie Rache und Hass die Oberhand gewinnen. Wer verzeiht, wird frei sein im Herzen, und muss nicht Altem und Abgelegtem nachhängen. Wer dagegen hasst, nicht verzeihen kann und alten Anfeindungen nachhängt, grämt sich unnötig und kann seelische Probleme wie Depressionen entwickeln. Wie viel Weisheit steckt in unserem täglichen Gebet, im Vaterunser, wo es so trostreich heißt: *„Und vergib uns unsere Schuld, wie auch wir vergeben unseren Schuldigern."*

Abschalten können

Wälzen Sie nach Feierabend noch Akten? Grübeln Sie am sich neigenden Tag noch über ungelöste Probleme? Nehmen Sie Ihre Sorgen mit ins Bett? Lassen Sie die Arbeit mit Schließen der Bürotür hinter sich, Klappe runter. Vergessen Sie den täglichen Ärger am Arbeitsplatz. Und verabschieden Sie sich beim Gang ins Bett von den Sorgen und Nöten des vergangenen Tages. Lassen Sie Arbeit Arbeit sein und Büro Büro. Lernen Sie ganz bewusst Abschalten. Denken Sie daran: Ein jeder Tag sorgt für sich selbst.

Leichter geht's mit Humor

Oft nehmen wir das Leben viel schwerer, als es eigentlich sein müsste. Mit einer gehörigen Portion Humor wäre vieles erheblich leichter. Lachen Sie jeden Tag bewusst, auch über sich selbst! Formen Sie Ihre Lippen zu einem Lächeln, schon steigt die Stimmung. Nicht ein lautes Grinsen, sondern ein stilles, inneres Lächeln - Sie werden spüren, wie wohltuend, entspannend und erleichternd es wirkt. Schenken Sie auch Ihren Mitmenschen ein Lächeln - Sie werden ein Lächeln und Freundlichkeit zurück erhalten. Denn Lächeln wirkt ansteckend und öffnet die Herzen Ihrer Mitmenschen. Lassen Sie sich nicht von der Bürde Ihrer Probleme beugen und ducken. Bedenken Sie, dass jeder Mensch sein Kreuz zu tragen hat. Jedes Leben besteht aus Höhen und Tiefen. Und nach dem Regen kommt stets wieder Sonne. Sorgen Sie sich nicht, leben Sie!

Auch mal fünf gerade sein lassen

Noch ein Geschäftstermin und noch ein wichtiger Anruf? Das hat auch Zeit bis morgen - lassen Sie auch mal fünf gerade sein. Zwingen Sie sich zu nichts. Von der lässigen Lebenseinstellung der Südländer können wir noch viel lernen. Also öfter mal *„laisser faire"*. Was Du heute kannst besorgen, das verschiebe gerne auf morgen, ist eine manchmal angebrachte Umformung des bekannten Sprichworts.

Entspannungstechniken

Massagen

Massagen dienen nicht etwa nur der Behandlung von Rückenleiden oder Verspannungen im Nacken - sie können positiv auf den gesamten Organismus wirken und eine Wohltat für Körper, Geist und Seele sein. Massagen gehören zu den ältesten Heilmitteln der Menschheit und haben ihren Ursprung wahrscheinlich im Osten Afrikas und in Asien. Bei den streichenden Bewegungen wird die gesamte Muskulatur entspannt, Schmerz gelindert und die Psyche beruhigt. Angst und Stress werden über eine Beeinflussung des gesamten vegetativen Nervensystems aufgelöst.

Chinesische Massagen

Die chinesische Massagetherapie - auch *Tuina* genannt - hat eine ebenso lange Geschichte wie die Traditionelle Chinesische Medizin. Im Gegensatz zu westlichen Massagetechniken, die vor allem der Behandlung von Erkrankungen des Bewegungsapparates dienen, werden durch *Tuina*-Massagen Störungen des gesamten Organismus geheilt. Auf Grundlage des Meridian- und Akupunktursystems wird an diesen Akupunkturpunkten oder entlang der Meridiane behandelt. Je nach Krankheit werden an den Punkten Reize verschiedener Qualität gesetzt - das kann ein leichtes Drücken, Kneten, Kneifen, Zwicken oder Klopfen sein.

Japanische Massagen

Unter **Shiatsu** versteht man die japanische Variante der Akupunktur. Es werden dieselben Punkte am Körper behandelt wie bei der Akupunktur. Allerdings werden keine Nadeln verwendet, sondern diese Methode ist eine reine Druckpunktmassage. Alle Krankheiten verstehen sich nach dieser Philosophie als eine Blockade im Fluss der Lebensenergie. Durch eine **Shiatsu**-Massage soll durch Druck auf die entsprechenden Meridian-Punkte der Energiefluss angeregt und somit die Krankheitsursache behoben werden.

Indische Massagen

Arkaya Deepa

Arkaya Deepa ist eine uralte indische Ölmassage, die alle Lebensgeister weckt. Bei dieser wohltuenden Massage wird der Körper entschlackt und gereinigt und in einen Zustand der tiefen Entspannung versetzt. Über verschiedene Akupressurpunkte werden Verspannungen und Blockaden im ganzen Körper gelöst.

Abhyanga

Auch diese ayurvedische Ölmassage, die in sieben Positionen erfolgt, ist eine Wohltat für Körper und Seele. Die Massage dient der Harmonisierung aller Körperenergie (der **Doshas**) und unterstützt die Entschlackung des Gewebes.

Yoga

Yoga ist eine aus Indien stammende uralte philosophische Lehre, die eine Reihe geistiger und körperlicher Übungen (z. B. **Asanas**, **Meditation**, **Askese**) umfasst. Das Wort Yoga stammt aus dem Sanskrit, der uralten Sprache Indiens, und bedeutet **„anschirren"** oder **„anspannen"** (von Zugtieren), was später zur Vereinigung und Integration eben der Zugtiere führen soll. Der ursprüngliche Begriff wurde von den Zugtieren auf den Menschen übertragen, im Sinne von Anspannen des Körpers an die Seele zur Sammlung und Konzentration. Yoga **„schirrt"** Körper, Atem und Geist an, sodass diese ein Gespann bilden - miteinander verbunden im übertragenen Sinn. Entsprechend geht man in der indischen Lehre davon aus, dass wir unsere Gesundheit nur bewahren können, wenn wir eben diese Verbindung von Körper, Atem und Geist fördern - und genau auf diese Vereinigung zielen nahezu alle Yoga-Übungen ab.

Welcher Weg zur Verwirklichung dieser Ziele eingeschlagen wird - darin unterscheiden sich die verschiedenen Richtungen des Yoga allerdings erheblich voneinander. Während Yoga in seiner ursprünglichen Form eine spirituelle Wegbeschreibung ist, deren höchstes Ziel die Erlangung der Erkenntnis des Seins ist, praktiziert man in Westeuropa und Nordamerika oft nur die körperlichen Übungen, die **Asanas**, losgelöst von religiösen Aspekten. Andere Yoga-Formen hingegen heben mehr den meditativen Charakter hervor, oder aber Elemente wie die Askese.

Daneben sollten Atemtechniken stets fester Bestandteil der Yoga-Übungen sein. Beim Einatmen strömt die Energie in den Körper, beim Ausatmen werden Anspannungen gelöst. Zum bewussten Atmen kommen die **Asanas** (Körperhaltungen) hinzu, wobei es eine auffallend große Auswahl an **Asanas** gibt, hinzu kommen noch Variationen dieser **Asanas** sowie Vorübungen.

Viele der **Asanas** imitieren Tiere, wie z. B. Kamel, Kobra, Fisch, Skorpion, Hahn und Hund. Daneben gibt es natürlich auch andere **Asanas** wie den Pflug, den Bogen, den Helden oder den Baum. Gedehnt wird bei den einzelnen **Asanas** stets sanft und nur so weit, wie es der Körper schmerzfrei zulässt. Der auch hierzulande immer weiter zunehmenden Beliebtheit des Yoga sollten auch Sie sich nicht entziehen und die Vorteile des Yoga auf die Gesundheit schätzen lernen. Denn Yoga ist ein ganzheitlicher Weg zu körperlicher und seelischer Gesundheit. Dass Yoga günstige Auswirkungen auf die Gesundheit hat, und zwar auf die körperliche und seelische Gesundheit, ist heute allgemein wissenschaftlich anerkannt.

So kann Yoga zu einer Linderung oder Heilung verschiedenster Krankheitsbilder führen. Insbesondere Herz-Kreislauf-Erkrankungen, Durchblutungsstörungen, psychische Beschwerden wie Angstzustände und Depressionen, Schlafstörungen, Kopfschmerzen und Rückenschmerzen werden durch regelmäßige Yoga-Übungen positiv beeinflusst. Bei den einzelnen Übungen werden Kraft, Beweglichkeit, Koordination und Muskelausdauer trainiert.

Durch die Aktivierung von Muskeln, Sehnen und Bänder sowie der Blut- und Lymphgefäße kommt es zu einer verbesserten Durchblutung. Die Rückenmuskulatur wird gekräftigt, was wiederum zu einer besseren Körperhaltung führen kann. Zudem besitzt Yoga eine stark beruhigende und ausgleichende Wirkung und kann somit den Folgeerscheinungen von Stress entgegenwirken. Insbesondere dienen auch Atemübungen und Meditation dazu, zur inneren Einkehr zu gelangen. Wenn Sie sich dazu entschließen sollten, Yoga zu praktizieren, sollten Sie dies keineswegs alleine zu Hause im stillen Kämmerchen tun und Yoga nur nach Büchern erlernen. Denn Yoga ist nichts für Autodidakten - wenn man die oft komplizierten Übungen nicht richtig ausführt, ist die Gefahr einer Verletzung und von Überlastung sehr groß. Daher sollten Sie Yoga nur unter Anleitung eines qualifizierten Lehrers erlernen. Möglich ist dies an Yoga-Schulen, in Fitnessstudios oder auch an Volkshochschulen. Yoga-Stile gibt es viele, streng genommen sind aber alle aus dem *Hatha-Yoga* entwickelt. *Hatha-Yoga* ist die im Westen am häufigsten praktizierte Yoga-Form und wenn man allgemein von Yoga spricht, ist meist *Hatha-Yoga* gemeint. Die einzelnen Übungen werden aneinandergereiht, und dann als harmonischer Übergang absolviert, ein Beispiel hierfür ist der Sonnengruß (*Surya Namaskar*). Der Atmung kommt hierbei besondere Bedeutung zu, nur die Kombination der richtigen Atemtechnik und der Bewegungsfolge führt zum Erfolg. Andere beliebte Yoga-Stile sind z. B. *Kundalini-Yoga*, *Kriya-Yoga* und *Bikram-Yoga*.

Tai Chi

Tai Chi oder chinesisches Schattenboxen ist ursprünglich eine im Kaiserreich China entwickelte innere Kampfkunst. In jüngerer Zeit tritt der Kampfkunstaspekt zurück und *Tai Chi* entwickelt sich immer mehr zum Volkssport, der auch der Persönlichkeitsentwicklung und Meditation dient. Durch die weichen und fließenden Bewegungen wird der Körper in eine tiefe Entspannung versetzt, innere Ruhe und Gleichmut werden gefördert.

Qi Gong - Übung für die Lebensenergie

Qigong, in geläufiger deutscher Schreibweise auch *Chigong*, ist eine chinesische Meditations-, Konzentrations- und Bewegungsform zur Kultivierung von Körper und Geist. Zur Praxis gehören Atemübungen, Körper- und Bewegungsübungen, sowie Konzentrationsübungen. *Qigong* ist ein relativ junger Begriff, auch wenn es sich meist um jahrtausendealte Übungen handelt, die bereits zur alten chinesischen Kultur gehörten. *Qigong* bedeutet wörtlich *„Energiearbeit"* und bezeichnet Übungen, die das *„Qi"*, also die Lebenskraft, kultivieren sollen. Hierbei heißt *„Qi"* *„Energie"* und das chinesische Schriftzeichen *„Gong"* bedeutet *„Arbeit"* oder je nach Zusammenhang auch *„Übung"* oder *„Aufgabe"*. Die jeweiligen Übungen dienen der Anreicherung und Harmonisierung des *Qi*, wobei *Qi* (ausgesprochen *„tchi"*) in der chinesischen Philosophie und Medizin sowohl für die bewegende als auch für die vitale Kraft des Körpers, aber auch der gesamten Welt steht.

Die Praxis des **Qigong** soll die Lebensenergie stärken, das Leben verlängern und zu einer gesunden geistigen Verfassung verhelfen. Durch die einzelnen Übungen wird die Energie genährt oder aus der Umwelt aufgenommen - Der Energiefluss wird mit **Qi Gong**-Übungen gestärkt und somit auch das Wohlbefinden von Körper und Geist. **Qi Gong** umfasst ein Sammelsurium unterschiedlicher Übungen, von Dehn-Übungen bis hin zu Atem-Übungen, Laufübungen und vielem mehr.

Die drei häufigsten **Qigong** Systeme sind die acht Brokat-Übungen, das Spiel der fünf Tiere und die sechs heilenden Laute. Die acht Brokat-Übungen sind die bekanntesten chinesischen Übungen des **Qigong**, sie sind sehr einfach zu erlernen und werden meist auch an **Qigong**-Schulen gelehrt. Die Übungen stärken die Widerstandskraft des Körpers sowie Atmung und Geist. Die Gelenke werden hierbei geschont, Muskeln und Sehnen werden sanft gedehnt. Beim Spiel der fünf Tiere werden die Bewegungen und Eigenheiten von Hirsch, Affe, Bär, Kranich und Tiger nachgeahmt. Für jedes Tier gibt es mehrere Übungen, die den Organ-Energiefluss unterstützen und nähren, wobei Kraft und Instinkt der jeweiligen Tiere aufgenommen wird.

Durch die sechs heilenden Laute wiederum soll der Körper zu einer Art innerlicher Vibration angeregt werden, so sollen Körperregionen, die durch Stimulation von außen ansonsten nicht erreichbar sind, angeregt werden.

Autogenes Training

Autogenes Training ist ein auf Autosuggestion (Selbstbeeinflussung) basierendes, didaktisch klar gegliedertes Verfahren zur Selbstentspannung. Es ist eine weit verbreitete und anerkannte Methode, um Stress und psychosomatische Störungen zu behandeln. Autogenes Training kann in einer Gruppe oder in Einzelkursen unter Anleitung eines Psychologen oder Arztes innerhalb einiger Wochen erlernt werden. Es kann aber auch im Selbststudium erlernt werden, wovon aber mitunter abgeraten wird, um Fehlprogrammierungen zu vermeiden. Zum Zwecke des Selbststudiums gibt es nichtsdestotrotz viele Bücher, die häufig zusätzlich mit einer CD ausgestattet sind. Beim Autogenen Training unterscheidet man die *„Unterstufe"* und die *„Oberstufe"*.

Bereits innerhalb der Grundstufe lässt sich mit den Komponenten der Schwere- und der Wärmewahrnehmung nach mehrwöchigem Training eine psychovegetative Gesamtumschaltung erreichen. Zusätzliche Organübungen vertiefen die Körperwahrnehmung. Dabei wird das Ziel verfolgt, sich selbst in einen Zustand der Entspannung zu bringen. In der Unterstufe werden besonders körperliche Vorgänge beeinflusst. Dabei versucht der Übende, sich ausschließlich auf seinen Körper zu konzentrieren. Hierbei liegt er entspannt auf dem Rücken oder befindet sich in der sogenannten Droschkenkutscherhaltung.

Zu den Grundübungen gehören Schwereübungen (z. B. *„Mein Arm ist schwer"*), Wärmeübungen, Atemübungen (z. B. *„Mein Atem ist ganz ruhig"*), Bauchübungen, Herzübungen und Stirnübungen (z. B. *„Mein Kopf ist leicht"*).

In der Oberstufe des Autogenen Trainings kommt es zur Vorstellung von Bildern (z. B. eine Rose, eine brennende Kerze) und von selbst gewählten Situationen (z. B. eine Reise auf den Meeresgrund oder auf den Gipfel eines Bergs). Durch den entspannten Zustand kann so die Möglichkeit zur Lösung von Problemen und zur Linderung oder Heilung von Krankheiten geschaffen werden. Angewandt werden kann Autogenes Training bei vielen Beschwerden und Erkrankungen, z. B. bei Stress, Muskelverspannungen, Herz-Kreislauf-Erkrankungen, Schlafstörungen, Migräne, innerer Unruhe und Schmerzen.

Meditation

Meditation (abgeleitet von den lateinischen Wörtern *„meditatio"* = „Ausrichtung zur Mitte" und von *„medius"* = „mittlerer") beschreibt eine in vielen Religionen und Kulturen geübte spirituelle Praxis. Hierbei soll sich der Geist durch Achtsamkeits- und Konzentrationsübungen beruhigen und sammeln. Die angestrebten Bewusstseinszustände werden oft mit Begriffen wie Stille, Leere, Eins-Sein, im Hier und Jetzt sein und mit frei von Gedanken beschrieben. In östlichen Kulturen gilt das Meditieren als eine grundlegende und zentrale bewusstseinserweiternde Übung.

Meditation als spirituelle Praxis ist dabei immer auch in unterschiedliche religiöse, psychologische und ethische Lehrgebäude eingebunden. In westlichen Ländern dagegen wird die Meditation auch unabhängig von religiösen Aspekten oder spirituellen Zielen zur Unterstützung des allgemeinen Wohlbefindens, zum Stressabbau und im Rahmen der Psychotherapie praktiziert.

Es gibt eine fast unüberschaubare Vielfalt an Meditationstechniken, die sich nach ihrer jeweiligen religiösen Herkunft unterscheiden. Besonders im Hinduismus, Buddhismus und Taoismus besitzt die Meditation eine ähnliche Bedeutung wie das Gebet im Christentum. Neben den traditionellen Meditationstechniken wurden vor allem seit den 70er Jahren des 20. Jahrhunderts im Westen viele von fernöstlichen Lehren inspirierte und an westliche Bedürfnisse angepasste Meditationsformen angeboten.

Alle Meditationsarten haben das Ziel, einen vom Alltagsbewusstsein unterschiedenen Bewusstseinszustand herbeizuführen, in dem das gegenwärtige Erleben im Vordergrund steht, im Gegensatz vom gewohnten Denken fehlen Bewertungen sowie der Blick in die Vergangenheit (Erinnerung) oder in die Zukunft (Pläne, Ängste).

Durch die Meditation soll ein Bewusstseinszustand erreicht werden, in dem gleichzeitig äußerste klare hellwache Achtsamkeit und tiefste Entspannung möglich sind.

Generell unterscheidet man zwei Gruppen von Meditationsarten: Die passive (kontemplative) Meditation, die im stillen Sitzen praktiziert wird, und die aktive Meditation, bei der körperliche Bewegung, achtsames Handeln oder auch lautes Rezitieren zur Meditationspraxis gehören.

Im allgemeinen Sprachgebrauch wird unter Meditation meist nur die passive Form verstanden, so wie sie bspw. in Abbildungen des meditierenden Buddhas symbolisiert wird. Zu den aktiven Meditationstechniken gehören bspw. Tantra, Yoga und die Kampfkünste. Bei der Meditation richten Sie Ihre Aufmerksamkeit ganz gezielt auf nur ein Objekt - im Unterschied zu Handlungen im Alltag, bei denen Sie sich auf wechselnde Reize konzentrieren. Als Objekt der Konzentration empfiehlt sich die Wahl eines Wortes, wie z. B. *Om - So-Ham - Ham* - diese Laute wirken gleichzeitig beruhigend. Ziel ist es, den Geist von allen anderen Gedanken zu entleeren - wenn Ihre Gedanken abschweifen, kehren Sie unverzüglich zu Ihrem gewählten Laut zurück. Wichtig ist außerdem die Meditationshaltung, d. h. eine Körperstellung, in der Sie über längere Zeit bewegungslos verharren können. Beginnen Sie die Meditationen mit einer Dauer von 20 Minuten und steigern Sie sich langsam auf eine Stunde.

Entspannende Musik - Klänge für die Seele

Was kann es Schöneres geben, als sich nach einem langen und harten Arbeitstag den Klängen entspannender Musik hinzugeben? Heilenden Klängen zu lauschen, die Körper und Geist entspannen, die inneren Frieden und Harmonie schenken. Keine störenden Umweltreize mehr wahrnehmen, Abstand vom Alltag und Nähe zum Selbst gewinnen, leer werden können - Klänge schweben durch den Raum - Eintauchen in eine Welt der Harmonie. Beginnen Sie den Feierabend mit einer Wellness-CD - das haben Sie sich verdient. Insbesondere Klänge aus der Natur eignen sich, Harmonie und Wohlbefinden zu verströmen, beispielsweise das Schweben des Windes, das Rauschen des Meeres, das Plätschern eines Baches oder das Zwitschern von Vögeln oder Gesänge von Walen. Musikalisch vielleicht noch unterstrichen von der Panflöte, der Harfe oder von Gitarren - dies lässt uns eintauchen in unbeschwerte Träumereien und heitere Gedanken an eine schöne Landschaft oder einen sorglosen Urlaubstag.

Auch gregorianische Gesänge erleben eine regelrechte Renaissance, da diese sehr heilsam wirken und uns Loslassen, Entspannen und Eins-Sein ermöglichen.

Kaufen Sie sich bei Ihrem nächsten Einkaufsbummel doch gleich eine CD mit den singenden Mönchen, die Melodien schweben gleichsam außerhalb von Raum und Zeit und beschwören die Ewigkeit herauf. Die Tongirlande der Gesänge und die Kraft der ruhig fließenden Männerstimmen macht es fast unmöglich, nicht in einen herrlichen Zustand der vollkommenen Entspannung zu versinken. In einem immer stressiger werdenden Leben bietet der Chorgesang in seiner ursprünglichsten Form eine perfekte Möglichkeit zur Entspannung und ansteckende Momente des Glücks.

Progressive Muskelentspannung - Abbau von Stress nach Jacobsen

Die Progressive Muskelentspannung wurde bereits im Jahre 1938 von dem amerikanischen Psychologen **Edmund Jacobsen** entwickelt, in den 60er Jahren des vorherigen Jahrhunderts kam die Entspannungstechnik auch nach Deutschland. Sie ist eine der bekanntesten Methoden zur Verminderung und Prävention von Stress, außerdem wird Stress nicht nur abgebaut, sondern das Gehirn wird auch sensibilisiert und kann so neu auftretenden Stress schneller erkennen und vermeiden. Die Progressive Muskelentspannung ist kinderleicht zu erlernen und wirkt meist schon nach der ersten Anwendung positiv.

Das Prinzip ist denkbar einfach. Verschiedene Muskelpartien werden nacheinander angespannt und nach kurzer Zeit wieder losgelassen. Durch den Kontrast von Muskelanspannung und -entspannung nimmt man die eintretende Entspannung wesentlich intensiver wahr als ohne vorherige Anspannung.

Die progressive Muskelentspannung ist ohne Weiteres im Selbststudium in Form einer geführten Audio-CD oder auch in einem Kurs erlernbar. Die Palette der Einsatzgebiete ist lang und reicht von Stress, Angst, Lampenfieber, Kopfschmerzen, Migräne, Tinnitus bis zu Schlafstörungen, Konzentrationsstörungen und Bluthochdruck. Ideal ist auch, dass die Methode ohne weitere Hilfsmittel jederzeit und an jedem Ort einsetzbar ist. Im Laufe der Übung werden alle Körperteile angespannt und dann wieder losgelassen, der Text für den rechten Arm lautet etwa: *Spannen Sie Ihren rechten Arm an. Fühlen Sie die Anspannung. Halten Sie die Spannung kurz, dann entspannen Sie den rechten Arm. Spüren Sie, wie sich der Arm wieder entspannt, mehr und mehr?* Am Ende der Gesamtübung nehmen Sie die Entspannung zurück. Räkeln und strecken Sie sich, atmen Sie tief ein und aus. Nach dem Üben werden Sie sich ganz wach und frisch fühlen.

Kontakte pflegen

Familienbande stärken

Ganz wichtig für ein ausgeglichenes und glückliches Leben ist die Pflege des Kontakts zur eigenen Familie. Denn wer bringt uns näher zu den Wurzeln von uns selbst und zu unseren eigenen Ursprüngen als unsere Familie? Deshalb sollten Sie sich folgenden Tipp zu Herzen nehmen: Nehmen Sie sich so oft wie möglich Zeit für Ihre Familie. Hegen und pflegen Sie ein gutes Verhältnis zu Eltern, Geschwistern, Tanten, Onkeln, Neffen und Nichten. Noch immer oder gerade in unserer heutigen Zeit der Beliebigkeiten gilt der weise Spruch *„Blut ist dicker als Wasser"*.

Wahre Freunde - Wie tausend auf ein Lot

Wenn ich Sie nun spontan fragen würde, wie viele Freunde Sie eigentlich besitzen, würden Sie vielleicht unschlüssig mit den Achseln zucken und sagen: Jede Menge. Hier habe ich Freunde auf der Arbeit, dort im Verein, dann Freunde am Stammtisch, wie soll man die denn überhaupt alle zählen? Schließlich bin ich ein Hans Dampf in allen Gassen und kenne jede Menge Leute. Nein, werde ich Ihnen antworten, mit Freunden meine ich jetzt nicht irgendwelche Kumpels, mit denen Sie auf ein paar Bier um die Häuser ziehen oder mit denen Sie sich am Wochenende zum Fußball treffen - nein, ich meine die wahren Freunde, die uns durch die Höhen und Tiefen des Lebens begleiten.

Die immer für uns da sind, in guten und in schlechten Zeiten, denn einen wahren Freund erkennt man erst in schlechten Zeiten, wie schon unser großer Cicero mit seinem Spruch (*„Amicus certus in re incerta cernitur" - „einen sicheren Freund erkennt man in einer unsicheren Situation"*) erkannte. Oder auch wie die bodenständige Großmutter einst reimte: *„Freunde in der Not gehen tausend auf ein Lot."*

Machte man sich als Kind möglicherweise noch über die kritischen Worte der Großmutter lustig, so wird man im Laufe seines Lebens die Bedeutung dieser Worte früher oder später am eigenen Leibe erfahren. Denn verschwindet man durch Umzug aus dem unmittelbaren Blickfeld seiner Freunde, wird man durch finanzielle Engpässe arg gebeutelt oder gar von einer heimtückischen Krankheit heimgesucht - in solchen Situationen werden Sie unweigerlich erkennen, wer noch zu Ihnen steht und Ihnen beisteht - und wer sich aus dem Staub macht. Und auf einmal werden Sie nicht mehr sagen können *„Freunde habe ich viele"*, sondern auf einmal werden Sie Ihre Freunde an einer Hand abzählen können. Und Sie können sich glücklich schätzen, wenn Sie die wahren Freunde - die seltenen Diamanten inmitten des großen Bergwerks - in solch einer schwierigen Lage erkannt haben und von nun an wissen, wer zu Ihnen hält. Und diese wahren Freunde sollten Sie unter allen Umständen festhalten und eine lebenslange Freundschaft beibehalten.

Denn die wahren Freunde werden Sie nie enttäuschen, Sie werden immer für Sie da sein und Sie werden sich immer auf diese verlassen können.

 171

Zur Autorin

Dr. Angela Raab geb. Fetzner, geboren in Bad Kissingen, ebenda auch aufgewachsen.

Studium der Pharmazie in Würzburg, anschließend Approbation zur Apothekerin. Aufbaustudium der Pharmaziegeschichte in Marburg, Abschluss als Pharmaziehistorikerin.

Dort auch Promotion zum Dr. rer. nat.

Seit 1996 bis dato Arbeit in öffentlichen Apotheken und Krankenhausapotheken in ganz Deutschland sowie der Schweiz. Daneben Seminartätigkeit im In- und Ausland.

Von 2012-2018 Veröffentlichung von mehr als 50 Ratgebern und Fachbüchern v. a. zu verschiedenen Gesundheitsthemen, die zehntausende von Lesern begeistern.

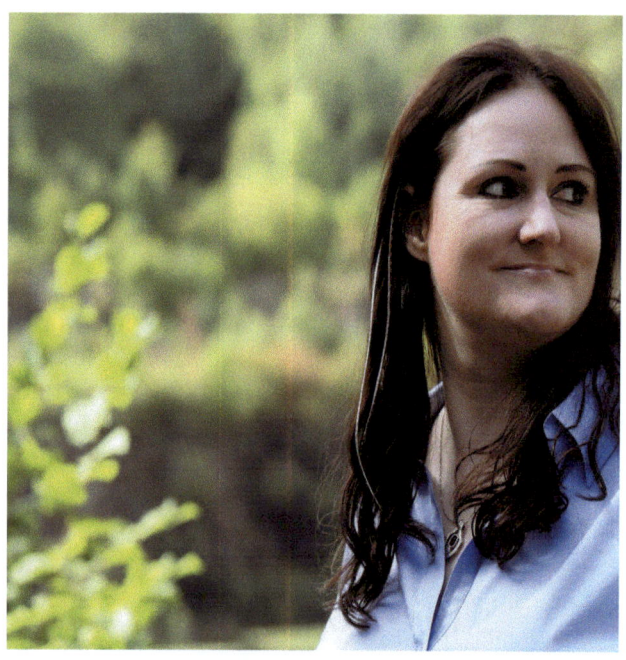

Ein herzliches Dankeschön

- an dieser Stelle an alle werten Leserinnen und Lesern. Lob, Kritik oder Anregungen können Sie mir gerne auf meiner Facebook-Seite https://www.facebook.com/AngelaFetzner oder auf meiner Autorenhomepage mitteilen: http://www.angela-fetzner.de

Bücher von Dr. Angela Fetzner

Finden Sie alle auf der Autorenhomepage: http://www.angela-fetzner.de

Auf meiner Homepage finden Sie nicht nur alle meine Bücher und E-Books. Darüber hinaus möchte ich meinen Leserinnen und Lesern auch einen besonderen Service bieten. So stelle ich auf meiner Homepage regelmäßig Onlinelesungen von mir ein, weiter schreibe ich Blogartikel zu verschiedenen Themen sowie Rezensionen zu diversen Büchern.

Hier können Sie sich auch für meinen Newsletter anmelden, um regelmäßig Informationen über neue Bücher, Preisaktionen, Verlosungen und Gesundheitstipps zu erhalten.

Außerdem finden Sie meine E-Books in allen führenden Online Shops und die Druckbücher im Versand- und Standardbuchhandel.

Sie finden mich auch in den sozialen Netzwerken: **Facebook, Twitter, Instagram und Youtube.**

https://angela-fetzner.de/___/

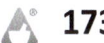 **173**

Leseprobe: Entgiften Heilen Stärken Loslassen

Prolog

Entgiften - also das Ausleiten von Schadstoffen aus dem Körper - blickt auf eine lange Tradition zurück.

Seit jeher haben Menschen den Wunsch verspürt, ihren Körper und auch ihre Seele in regelmäßigen Abständen zu reinigen und von allem überflüssigen und schädlichen Ballast zu befreien. Vielleicht entspricht dieses Bedürfnis dem instinktiven Spüren, dass die Reinigung eine große Entlastung für Körper und Seele bedeutet, die notwendig ist, um die Gesundheit zu erhalten oder wieder zu erlangen. Gleichzeitig ist eine gründliche Entgiftung und Reinigung des Körpers Voraussetzung für alle tiefer greifenden Heilungsprozesse.

Die Maßnahmen zur Entgiftung dienen v. a. auch dazu, die Selbstheilungskräfte des Körpers in Gang zu setzen. Erst durch eine tief greifende Befreiung von Schadstoffen wird vielen Krankheiten die Grundlage entzogen und Körper und Seele können wieder genesen.

In diesem Buch werden alle natürlichen Therapien und Behandlungsmethoden geschildert, die sich als wirksam für eine grundlegende Entgiftung des Köpers sowie der Seele erwiesen haben. Es handelt sich hierbei um alltagstaugliche, motivierende und effiziente Maßnahmen zur Selbstbehandlung.

Hierzu gehören alle Maßnahmen zur Entgiftung wie Heilpflanzentherapie, Homöopathie, Schüßler-Salze, spezifische Reinigung der Entgiftungsorgane, Wasseranwendungen, Wickel, Abbau von Stress, Ernährungsumstellung usw.

Mit Unterstützung der vorgestellten, ausgewählten Entgiftungskuren werden Sie bereits nach kurzer Zeit wieder mehr Vitalität, Kraft und Lebensfreude verspüren.

Was bringt eine Entgiftung des Körpers?

Eine gründliche Entgiftung befreit Körper und Seele von unnötigem Ballast und schädlichen Stoffen - hierbei kann es sich um körpereigene Stoffwechselrückstände und Säuren handeln, weiter um Schimmel, organische Lösungsmittel, Schwermetalle, Formaldehyd, Dioxin, Radioaktivität usw. Natürlich macht uns seelischer Müll gleichermaßen zu schaffen, hier kann es sich um traumatische Erlebnisse, Ängste oder um unverarbeitete Probleme handeln. Da die Last der Schadstoffe uns unnötig beeinträchtigt, schwächt und am Ende krank macht, ist es vonnöten, Körper und Seele vom Joch der schädlichen Stoffe zu befreien.

Denn unzählige Umweltgifte und sonstige Schadstoffe vermindern die physische und psychische Widerstandskraft und machen so auf vielfältige Weise krank.

175

Eine sorgfältige Entgiftungs- und Reinigungskur kann hier gezielt ansetzen - am besten gelingt diese mittels mehrerer Entgiftungsmaßnahmen, die in Kombination ein Vielfaches ihrer möglichen Einzelwirkungen erzielen können. Grund hierfür ist, dass ganz unterschiedliche Reinigungs- und Behandlungsverfahren tief und fein verzahnt ineinander greifen und alle Behandlungen genau aufeinander abgestimmt sind.

Die Reinigungsprozesse dienen ferner dazu, die Selbstheilungskräfte des Körpers in Gang zu setzen und fehlgeleitete Energien im Körper zu harmonisieren.

So ist es denn auch nicht verwunderlich, dass wir uns nach einer Entgiftungskur wie befreit und neugeboren fühlen. Denn Körper, Geist und Seele werden einem umfassenden Reinigungs- und Regenerationsprozess unterworfen, so dass wir nach einer gründlichen Entgiftung idealerweise tief entspannt, voller Lebensfreude und Vitalität sowie mit gesteigerter Leistungsfähigkeit in den Alltag zurückkehren.

Wichtig ist, dass man der Entgiftungskur viel Zeit, Raum und die nötige Aufmerksamkeit schenkt, damit es zu tief greifenden und lang anhaltenden positiven Veränderungen kommen kann.

Viele chronische Beschwerden wie ständige Müdigkeit, Erschöpfung, Schlafstörungen und Energielosigkeit verschwinden völlig oder bessern sich nachhaltig.

Auch der Magen-Darm-Trakt profitiert von einer umfassenden Reinigung des Körpers, so gehören Beschwerden wie Verstopfung, Völlegefühl, Blähungen, Sodbrennen und Übelkeit bald der Vergangenheit an. Bei Allergien sowie bei Hauterkrankungen wie unreiner Haut, Ekzemen und schlecht heilenden Wunden erweist sich eine sorgfältige Reinigung des Körpers ebenfalls als sehr nützlich.

Bei Erkrankungen der Gelenke, bei Schmerzen unterschiedlicher Ursache sowie bei jeder Art von Entzündungen bringt eine Entgiftung weiterhin großen Gewinn. Auch der Psyche kommt eine gründliche Entgiftung zugute - Nervosität und innere Unruhe verschwinden häufig, während mit Depressionen und Ängsten belastete Menschen häufig eine starke Linderung ihrer Probleme erfahren. Eine Reinigung des Körpers führt ferner zu geistiger Frische - Konzentration und Merkfähigkeit steigen merklich an. Nicht zuletzt führt eine Entgiftung des Körpers häufig zu einem eindrucksvollen Abbau von Übergewicht. Aufgrund der Erneuerung aller Zellen profitieren Haut und Haare ebenfalls von einer Entgiftungskur, generell ist ein imposanter Verjüngungs- und Anti-Aging-Effekt festzustellen.

Von dieser umfassenden Regeneration profitieren natürlich nicht nur Haut und Haare, sondern alle Organe. Insbesondere unsere Entgiftungsorgane, das sind hauptsächlich Leber, Nieren, Haut und Lunge, ferner auch das Lymphsystem, freuen sich über eine ausgiebige Reinigung - das positive Resultat ist eine Steigerung der Aktivität und Leistungsfähigkeit der Entgiftungsorgane.

Eine gründliche Entgiftung ist überdies die Basis und Voraussetzung für Vitalität, Wohlbefinden und Lebenskraft sowie der wichtigste und erste Schritt zur Heilung von Krankheiten jeglicher Art - so besagt die Naturheilkunde, dass allen Erkrankungen eine Überlastung des Körpers und/oder der Psyche mit Schadstoffen zugrundeliegt. Durch eine nachhaltige Entgiftung werden die Selbstheilungskräfte des Körpers aktiviert, der Organismus wird angeregt, selbstständig den Weg in Richtung Heilung und vollständiger Genesung einzuschlagen.

Eine Entgiftungskur ist vornehmlich jedoch auch für Gesunde angezeigt, um die Vitalität und Lebensqualität zu steigern. Ferner werden durch Reinigungsmaßnahmen Alterungsprozesse aufgehalten, außerdem wird die psychische und physische Widerstandskraft gesteigert. Nicht zuletzt wird auch das Immunsystem gestärkt, häufige Erkältungen und grippale Infekte können so in Schach gehalten werden.

Auch der Weg hin zu einer gesünderen Lebensweise kann durch eine Entgiftungskur geebnet werden, ebenso können verschiedene Laster wie Rauchen oder zu ausgiebiger Alkoholgenuss reduziert oder ganz aufgegeben werden.

Entgiftung als Basis der Gesundheit

Eine gründliche Entgiftung des Körpers ist die Basis der Gesundheit sowie gleichzeitig die Voraussetzung für die Heilung von Krankheiten jeglicher Art. Wird der Körper nicht regelmäßig entgiftet, wird die Überlastung mit Giftstoffen und Schlacken mit der Zeit so groß, dass diese nicht mehr in ausreichendem Maß ausgeleitet werden können. Stattdessen lagern sich die Störenfriede im Körper an - in Organen, Gelenken sowie im Fett- und Bindegewebe werden gefährliche Depots für Gifte, Säuren und Schlacken eingerichtet, wo die Schadstoffe abgelagert werden. Dort ruhen sie dann gleichsam einer tickenden Zeitbombe, um im geeigneten Moment zuzuschlagen und schweres Unheil anzurichten.

Die natürliche Balance des Körpers wird durch die Anhäufung von Schadstoffen gestört, die reguläre Funktionsfähigkeit des einst intakten Organismus geht weitgehend verloren. Denn zum einen kann die Flut von Schadstoffen nicht mehr im erforderlichen Maß vom Körper ausgeschieden werden, andererseits können aufgrund der hoffnungslosen Überladung mit Giftstoffen nicht mehr genügend Nährstoffe vom Organismus aufgenommen werden.

Die betroffenen Organe können infolgedessen ihre vorgesehenen Aufgaben nicht mehr bewältigen, angesichts der Unmengen an Schadstoffen kapitulieren diese vielmehr regelrecht.

Aus diesem Grund sollte im Sinne der Ganzheitlichkeit jedes Therapieansatzes der kompletten Entgiftung des Körpers Vorrang vor jeder spezifischen Therapie eingeräumt werden. Eine spezifische, auf eine bestimmte Krankheit zugeschnittene Therapie, kann nämlich nur dann funktionieren, wenn der Körper zuvor umfassend gereinigt wurde. Wenn der Körper jedoch mit Giftstoffen überlastet ist, sind die Selbstheilungskräfte des Körpers so geschwächt, dass eine Heilung von Körper und Seele nicht erfolgen kann. Allenfalls kann an den Symptomen herumgedoktert werden, eine vollständige Heilung ist aber nicht möglich, da sich Giftstoffe und Schlacken als Blockaden im Körper erweisen.

Vor jeder individuellen und punktuellen Therapie muss also der Körper stets angeregt werden, den Weg in Richtung Heilung selbstständig einzuschlagen. Häufig ist nach einer sorgfältigen Reinigung des Körpers eine spezifische Therapie gar nicht mehr erforderlich, da die Ursache der Krankheit häufig auf einer Überlastung mit Schadstoffen basiert bzw. der Körper sich nach Ausleitung der Giftstoffe selbst heilen kann. So lösen sich viele Erkrankungen nach einer intensiven Reinigung des Körpers häufig gleichsam in Luft auf, denn das Übel ist sozusagen an der Wurzel gepackt.

Die natürlichen Regulationsmechanismen des Körpers sind wieder in Gang gesetzt und können wieder reibungslos funktionieren.

Die natürlichen Entgiftungswege unseres Körpers

Unser Körper verfügt über verschiedene Entgiftungsorgane sowie zahlreiche Regulationsmechanismen, welche für die Reinigung und Entgiftung unseres Körpers zuständig sind. So werden über diese natürlichen Entgiftungswege im Rahmen der allgemeinen Stoffwechseltätigkeit Schlacken, Säuren und Gifte aus dem Körper ausgeschieden. Man muss sich hierbei jedoch gewahr sein, dass die Entgiftung nicht nur über Organe abläuft, sondern dass der Entgiftungsprozess bis in den zellulären Bereich reicht. So hat jede einzelne Zelle ihren eigenen Stoffwechsel und damit auch ihren eigenen Entsorgungs- und Entgiftungsmechanismus.

Für die Entgiftung und Entschlackung unseres Körpers sind hauptsächlich folgende Organe verantwortlich:

- Leber
- Darm
- Nieren
- Haut
- Lymphsystem
- Lunge

Anmerkung: Das Lymphsystem ist natürlich kein einzelnes Organ, sondern es durchzieht als Netzwerk aus lymphatischen Organen und Lymphgefäßen den gesamten Körper.

Die Leber

Die Leber ist Tag und Nacht für uns im Einsatz. Unzählige Prozesse des Stoffwechsels finden in diesem wichtigen Organ statt - nicht zu Unrecht wird die Leber deshalb zuweilen auch als Kraftwerk des Körpers bezeichnet. Als zentrales Organ unseres Stoffwechsels hat die Leber ein enormes Aufgabenspektrum zu bewältigen - ihre wichtigsten Aufgaben sind die Steuerung von Energie- und Hormonhaushalt, die Verarbeitung und Speicherung von Fetten, Eiweißen und Kohlenhydraten, die Produktion lebenswichtiger Eiweißstoffe (z. B. Gerinnungsfaktoren) sowie die Herstellung von Galle. Auch an der Regulierung des Säure-Basen-Haushalts ist die Leber beteiligt. Durch Umbau in der Leber werden weiter einige fettlösliche Stoffe in wasserlösliche Stoffe umgewandelt, auf diese Weise können diese mit dem Urin ausgeschieden werden.

Vor allem fungiert die Leber jedoch als unser Entgiftungsorgan Nummer 1. In das wichtige Organ gelangen alle Gifte, die wir bspw. über die Haut, den Darm oder die Lunge aufnehmen. Die Leber ist unermüdlich damit beschäftigt, Giftstoffe so zu verändern, dass diese über die Nieren oder den Darm ausgeschieden werden können.

Die Leber ist also die erste Adresse für die Entgiftung aller körperfremden, schädlichen Substanzen wie Alkohol, Chemikalien, Bakterien und Viren. Weiter werden in der Leber auch körpereigene Substanzen wie bspw. nicht mehr benötigte Hormone abgebaut, ferner defekte Körperzellen, alte und geschädigte rote Blutkörperchen sowie Abfallprodukte des Eiweißstoffwechsels. Außerdem werden Keime aus dem Magen-Darm-Trakt abgewehrt, wodurch auch das Immunsystem unterstützt wird. Über die Galle eliminiert die Leber Substanzen wie Bilirubin, Cholesterin, Stoffwechselendprodukte und Medikamente, diese Stoffe werden dann mit dem Stuhl ausgeschieden.

Der Darm

Der Darm spielt eine ganz wesentliche Rolle bei der Ausscheidung von Giften und Stoffwechselendprodukten. Zum einen wird der unbrauchbare Rest der Nahrung eingedickt - das Wasser wird also entzogen - und über den Kot ausgeschieden. Kot setzt sich hierbei aus Wasser, nicht resorbierten Nahrungsbestandteilen, abgeschilferten Zellen der Darmschleimhaut, Sekreten der Verdauungsdrüsen, Darmbakterien sowie Gärungs- und Fäulnisprodukten zusammen.
Eine gesunde Darmflora sowie eine geregelte Verdauung sind wichtige Voraussetzungen für einen reibungslosen Entgiftungsprozess des Darms. Auch für die Aufrechterhaltung eines intakten Immunsystems spielt der Darm eine wichtige Rolle.

So sind 80 % der Zellen des Immunsystems im Darm lokalisiert, d. h. rund ¾ aller Abwehrzellen des Körpers sitzen in der Darmschleimhaut. Eine gesunde Darmflora stellt eine wichtige Barriere für die Abwehr von Schadstoffen dar, so dass z. B. Gifte und Krankheitserreger erst gar nicht in den Körper eindringen können.

Die Erhaltung einer gesunden Darmfunktion ist für die Entgiftung essenziell. Eine intakte Darmfunktion hängt von vielen Faktoren ab, wichtige Aspekte sind - neben einer gesunden Darmflora - eine ausgewogene Zusammensetzung der Nahrung, weiter eine ausreichende Durchblutung des Darms, eine reibungslose Aufnahme von Nahrungsbestandteilen durch die Darmzotten, die Verweildauer des Speisebreis im Darm sowie die Darmperistaltik.

Die Nieren

Auch die Nieren arbeiten im menschlichen Körper stets auf Hochtouren, mehrmals täglich werden Stoffwechselendprodukte mit dem Harn ausgeschieden. Die Nieren reinigen und filtern das Blut, wasserlösliche Gift- und Schadstoffe werden aus dem Blut gefiltert und mit dem Urin ausgeschieden. Das Blut zirkuliert ständig durch die Nieren, auf diese Weise wird die gesamte Gewebsflüssigkeit durchspült und gereinigt. Sage und schreibe 1500 Liter Blut werden tagtäglich von den Nieren gefiltert und gereinigt, bis ein Urinkonzentrat von etwa 1,5 Litern pro Tag über die Nieren ausgeschieden wird.

Eliminiert werden hierbei u. a. stickstoffhaltige Abbauprodukte aus proteinreichen Nahrungsmitteln wie z. B. Harnstoff, wichtige Substanzen wie Mineralstoffe werden dagegen rückresorbiert. Diese Abläufe können allerdings nur funktionieren, wenn genügend Flüssigkeit getrunken wird, mit welcher die Schadstoffe ausgespült werden können - denn mittels Wasser wird das Blutvolumen erhöht, wodurch die Nieren in erheblichem Maße bei ihrer schwierigen Arbeit unterstützt werden.

Die Nieren spielen außerdem eine ganz wichtige Rolle bei der Regulierung des Säure-Basen-Haushalts in unserem Körper. Mittels mehrerer ausgetüftelter Mechanismen setzen sie sich erfolgreich gegen einen Säureüberschuss zur Wehr: So scheiden sie im Notfall weniger Basen aus und setzen diese zum Säureausgleich ein. Gleichzeitig tauschen sie angefallene Säuren in Form von Wasserstoff-Ionen vermehrt gegen Natrium- und Kalium-Ionen aus. Außerdem können organische Säuren und saure Stickstoffverbindungen mit dem Harn ausgeschieden werden. Somit ist es also möglich, die Funktion der Nieren zu stimulieren und diese anzuregen, vermehrt Säuren auszuscheiden. Die Säuren werden alsdann in die Blase geleitet, in welcher sie zwischengelagert werden, ehe sie mit dem Urin aus dem Körper ausgeschieden werden.

Die Haut

Mit einer Fläche von bis zu 2 m² ist die Haut unser größtes Organ. Ein derart großes Organ hat natürlich viele wichtige Aufgaben zu erfüllen - so bietet unsere Haut Schutz vor Hitze, Kälte und Strahlung und die inneren Organe werden gegen Druck und Stöße abgeschirmt. Auch Krankheitserreger werden von der Haut vom Eindringen in den Körper abgehalten. Außerdem produzieren die in den unteren Hautschichten liegenden Schweißdrüsen Schweiß, der sich wie ein schützender Mantel auf unsere Haut legt. Wenn der Körper jedoch übersäuert ist oder mit Schadstoffen belastet, legen die Schweißdrüsen eine Extraschicht ein und produzieren mehr Schweiß. Durch vermehrtes Schwitzen werden also mehr Schadstoffe und Säuren nach außen abgegeben. Deshalb ist Schwitzen - ob beim Sport oder auch in der Sauna - auch so gesund, und geeignet, den Säure-Basen-Haushalt des Körpers wieder ins Lot zu bringen. Nicht zuletzt kennt man den Ausdruck *„sich gesund schwitzen"* auch von Erkältungskrankheiten und grippalen Infekten, wo es darum geht, durch Schwitzen vermehrt Bakterien und Viren zu eliminieren.

Die Hautdrüsen wirken hierbei wie ein Filter für Säuren und einige Giftstoffe (z. B. Quecksilber), die dann über den Schweiß aus dem Organismus geleitet werden. Hierzu muss die Blutzirkulation in der Haut effizient arbeiten. Nun gibt es verschiedene Möglichkeiten, gesundes Schwitzen auszulösen oder zu verstärken.

So stimulieren körperliche Betätigung und die damit verbundenen Muskelkontraktionen die Blutzirkulation. In nur einer Stunde körperlicher Aktivität kann ein halber Liter Schweiß abgesondert werden.

Auch die Hitzezufuhr in der Sauna fördert gesundes Schwitzen und somit die Eliminierung von Schadstoffen, aufgrund der Erweiterung der Gefäße infolge der Einwirkung von Wärme. Außer körperlicher Bewegung und Saunabesuchen ermöglichen auch Überwärmungsbäder oder allgemein heiße Bäder sowie Massagen eine stärkere Elimination von Schadstoffen über die Haut.

Unter normalen Bedingungen verlieren wir zwischen 1 und 1,5 Liter Schweiß pro Tag. Aufgrund der schnellen Verdunstung erfolgt dies jedoch fast unbemerkt. Schwitzen ist also ein natürlicher Vorgang - wird allerdings übermäßig geschwitzt, so kann dies ein Symptom von teils schweren Erkrankungen sein oder aber auf einen vermehrten Entgiftungsbedarf hinweisen. Bei Personen, die den Tag überwiegend im Sitzen verbringen, kann sich die Schweißentwicklung dagegen auf einen halben Liter pro Tag beschränken, so dass nur sehr wenige Schadstoffe über die Haut ausgeschieden werden.

Ende der Leseprobe

Dr. Angela Fetzner

Blutdruck senken ohne Medikamente

Natürliche Maßnahmen zur Selbsttherapie

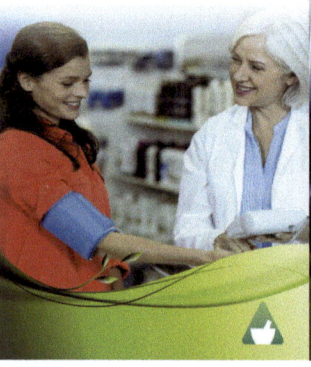

Volkskrankheit Bluthochdruck – Die schleichende Gefahr

Schätzungsweise 20 Millionen Deutsche leiden unter einem erhöhten Blutdruck. Verlässliche Zahlen hierzu gibt es allerdings nicht, da viele Betroffene überhaupt nichts von ihrer Erkrankung wissen.

Bluthochdruck entwickelt sich schleichend, weshalb die heimtückische Krankheit auch als „stummer Killer" bezeichnet wird. Die ganze Tragweite der Erkrankung wird oft erst klar, wenn ernsthafte Folgeerkrankungen, wie Herzinfarkt und Schlaganfall, auftreten. Doch soweit muss es nicht kommen. Legen Sie einem hohen Blutdruck beizeiten das Handwerk und verweisen Sie ihn in die für ihn vorgesehenen Schranken.

Dr. Angela Fetzner

Leber & Galle
Entgiften & stärken

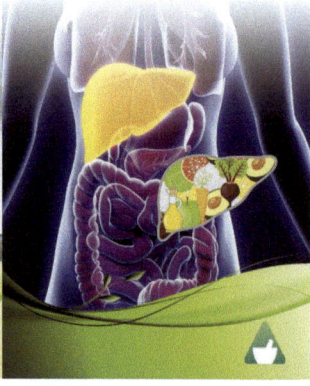

Eine gesunde Leber ist der Schlüssel zu einem gesunden und vitalen Leben

Die Leber ist unser zentrales Stoffwechselorgan und unser wichtigstes Entgiftungsorgan – die Leber ist hierbei Tag und Nacht für uns im Einsatz, gleichsam einer Fabrik ohne Ruhezeiten. Eine ungesunde Ernährungs- und Lebensweise schwächt die Leber, ausruhen kann die Leber jedoch nicht, also arbeitet das emsige Organ unermüdlich weiter. Wird die Leber jedoch kontinuierlich überlastet, fühlt man sich schlapp und ausgelaugt, denn die Müdigkeit ist bekanntlich der Schmerz der Leber. Weiter können viele chronische Krankheiten die Folge einer geschwächten oder erkrankten Leber sein. Denn: Funktioniert die Leber nicht, erkrankt der ganze Mensch.